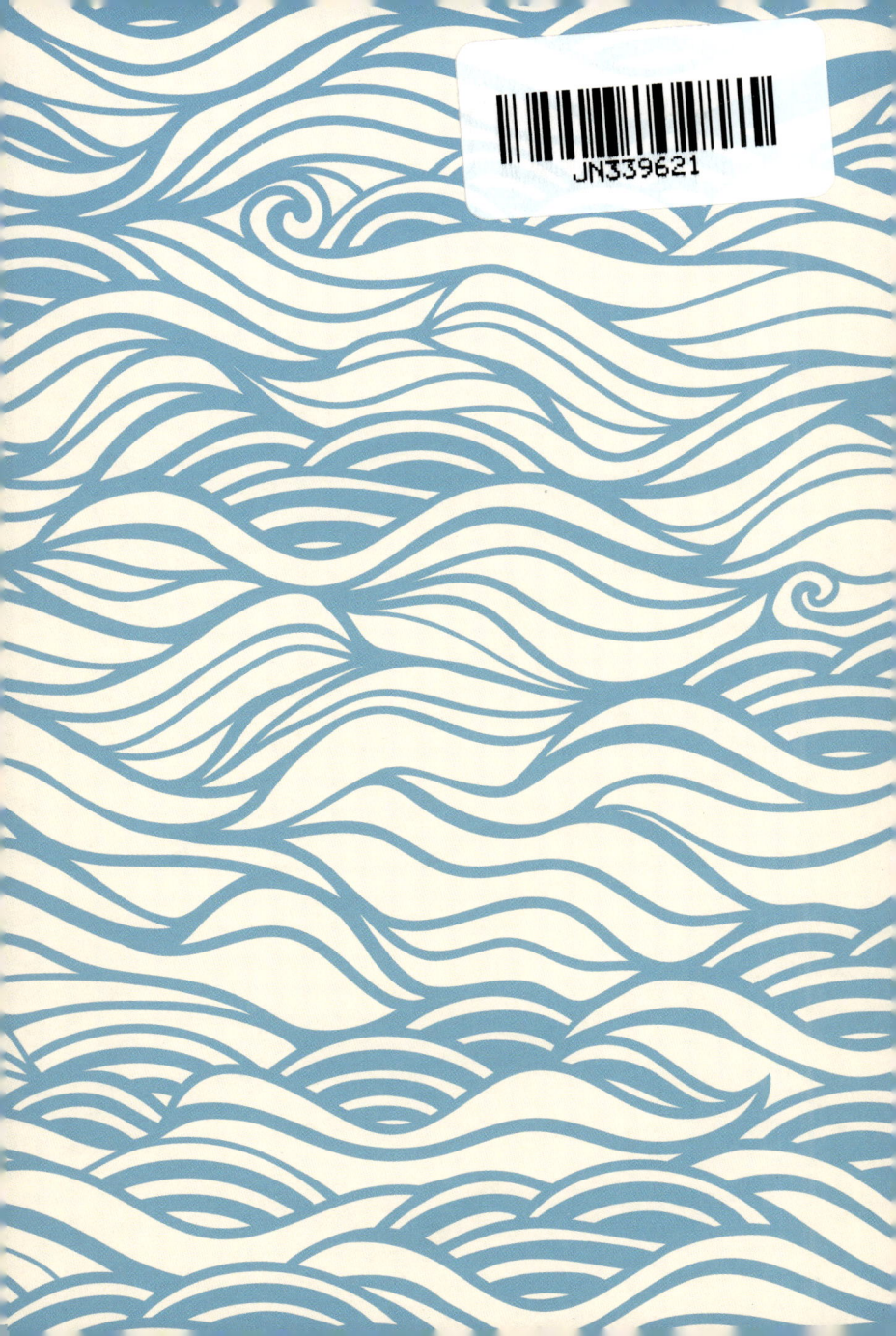

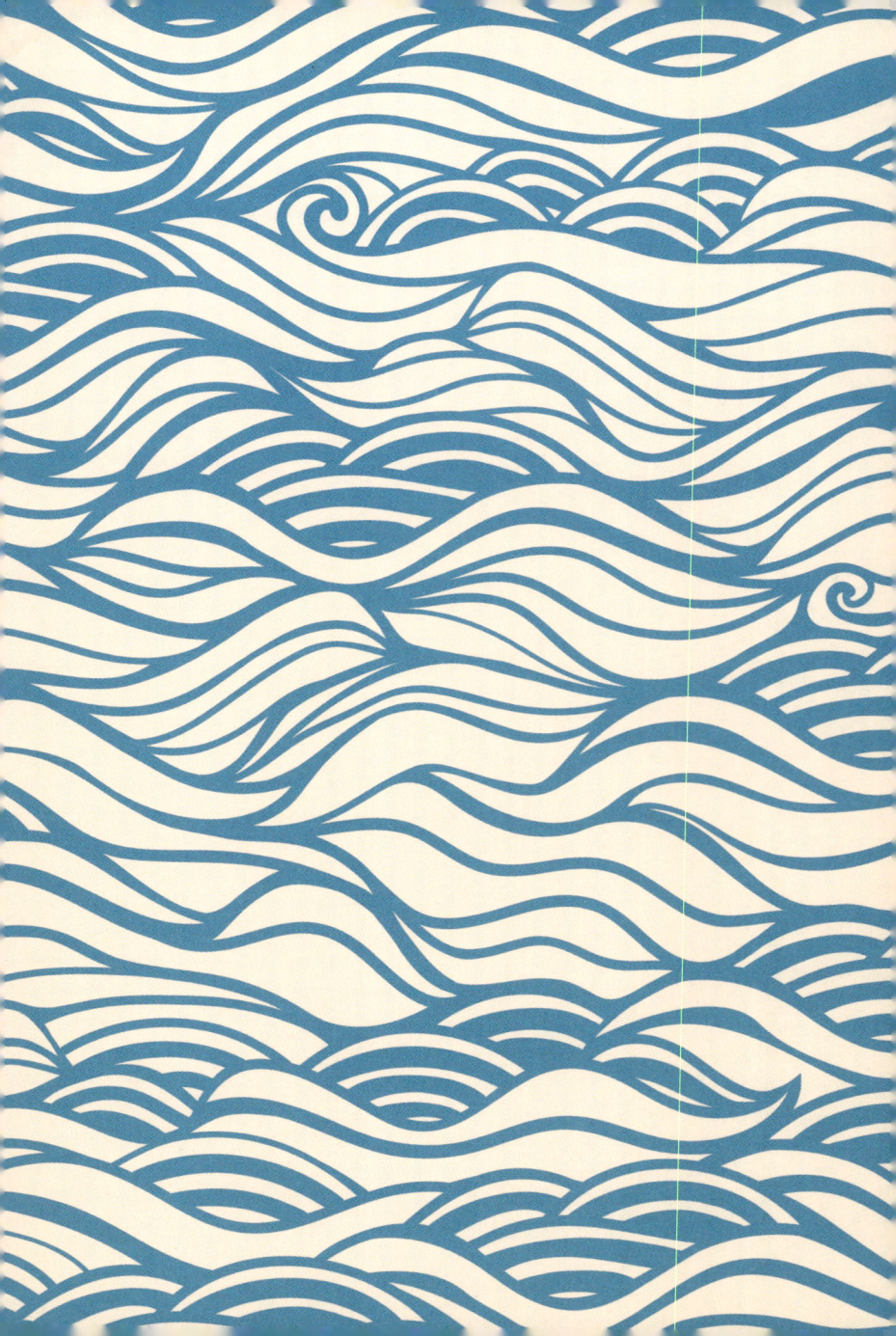

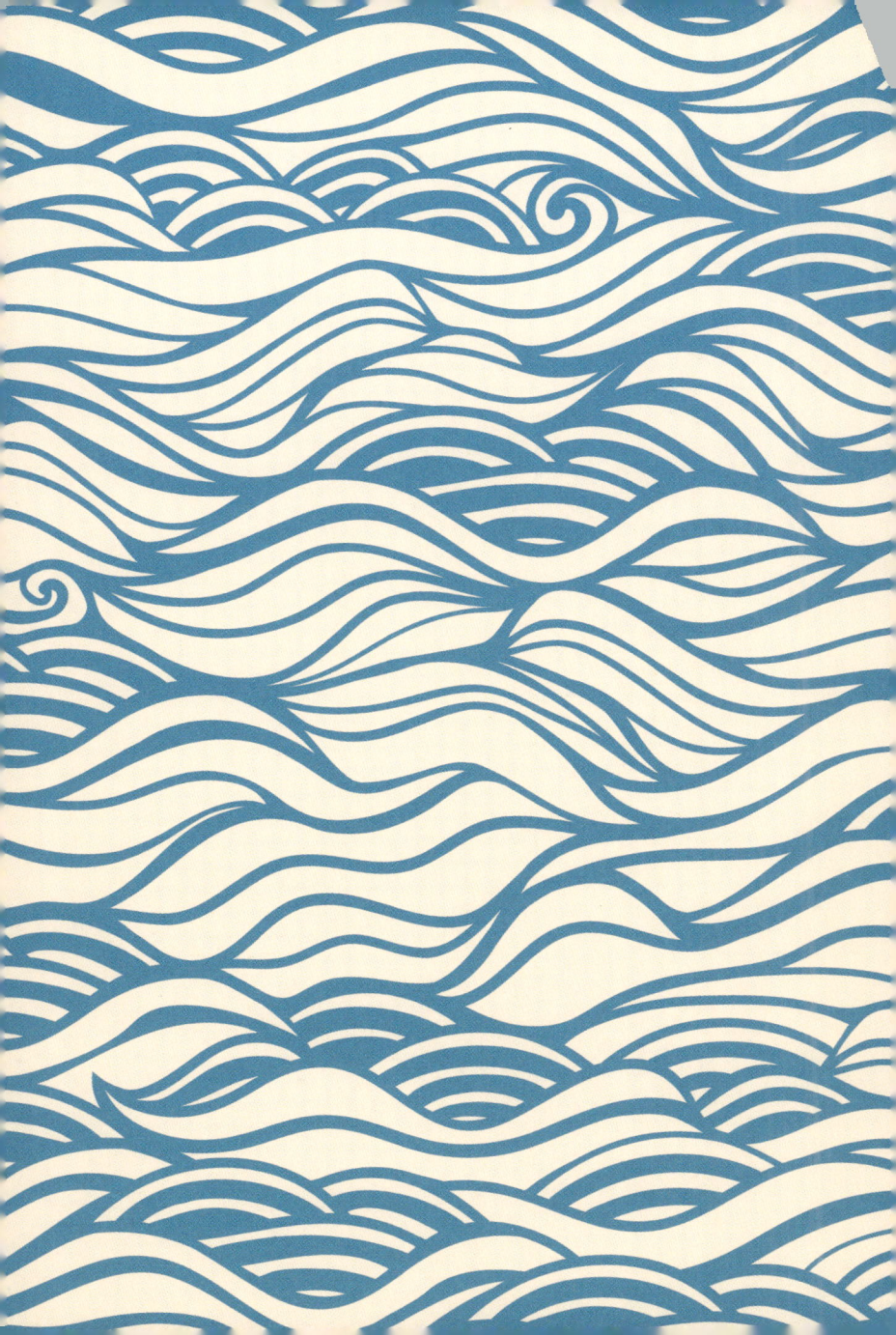

그림으로 배우는
대화형 최면

그림으로 배우는 대화형 최면

펴낸날 | 초판1쇄 2018년 10월 12일
글 | 윤진섭 · 그림 | 박기주
기획 | 박한진
편집 · 디자인 | 박기주
펴낸이 | 박기주
펴낸곳 | 다크아트
주소 | 인천 중구 하늘별빛로 111
Tel | 010-4178-9007
Fax | 0303-3446-9075
Homepage | http://www.darkart.co.kr
Email | darkartpublication@gmail.com

이 책은 저작권법에 따라 보호받는 독창적인 저작물이므로 무단전재와 무단복제를 일체 금하며, 이 책의 내용 전부 또는 일부를 이용하려면 반드시 저작권자와 다크아트의 서면 동의를 받아야 합니다.

● 잘못 만들어진 책은 서점에서 교환해 드립니다.

ISBN 979-11-88308-17-0 (13190)

값 15,000원

이 도서의 국립중앙도서관 출판예정도서목록(CIP)은 서지정보유통지원시스템 홈페이지(http://seoji.nl.go.kr)와 국가자료공동목록시스템(http://www.nl.go.kr/kolisnet)에서 이용하실 수 있습니다.
(CIP제어번호 : CIP2018031411)

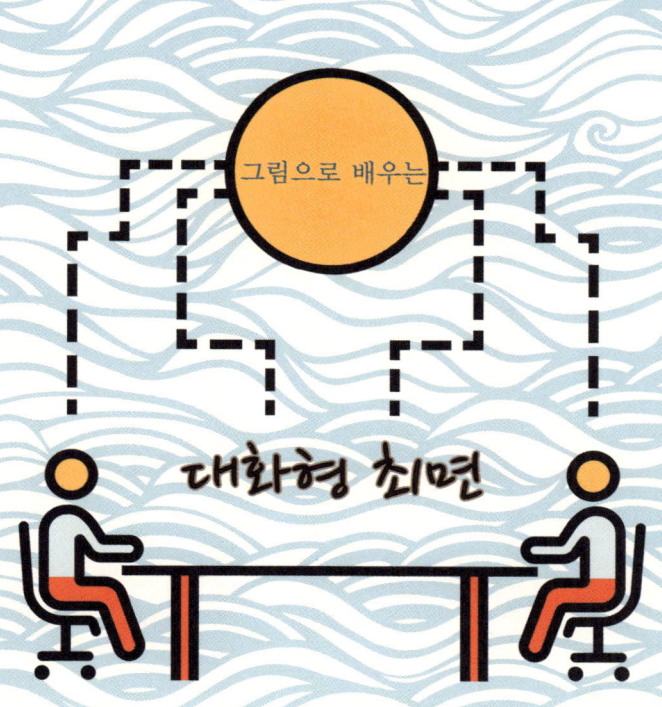

차 례

서문 6

1. 리추얼 10
   (1) 스펠 캐스팅 12
   (2) 퍼포밍 캐스팅 14
   (3) 커넥트 18

2. 인덕션 20
   (1) SUD vs VoC 22
   (2) 큐브 테스트 30

3. 디프닝 44
   (1) 브레인 스파팅 46
   (2) 매트릭스 리임프린팅 56
   (3) 섬냄뷸리즘(깊은 최면 상태) 60
   (4) 워킹 스테이트 76

4. 체인지 워크 88
    (1) 독밭 / 꽃밭 체인지 워크 90
    (2) 문제 수준 / 해결 수준 100
    (3) 미래로의 여행 114
    (4) 기적 질문 130
    (5) 연결 리추얼 / 단절 리추얼 138

결어 148

서문

  대화형 최면은 많은 경우 다른 사람의 정신을 자신이 원하는 방식으로 조종하려는 세뇌의 관점으로 접근을 하는 경우가 많다. 하지만 본래 대화형 최면은 그러한 자신의 이익을 추구하는 것보다는 다른 사람의 마음을 치유해주고 각자가 가진 장점을 최대로 발휘할 수 있도록 하는 것에 특화가 된 기법이다. 하지만 본래 교육과 세뇌는 같은 것이며, 그 이익이 대상에게 돌아가면 교육이고 자신에게 돌아오면 세뇌가 된다. 그렇기에 좋은 교육자는 강력한 세뇌가가 될 수도 있는 것이다. 그런 의미로 힐링과 교육으로의 대화형 최면이 세뇌와 타인 지배의 도구로 쓰여지지 않는다는 보장은 없다. 하지만 같은 이슬을 먹고 암소는 우유를 내고 독사는 독을 만들듯이, 기예는 단지 기예일 뿐 그를 사용하는 사람의 인격과 선택이 선악을 가를 뿐이라 여기고 이 서적을 쓰게 되었다.

  또한 많은 사람들이 대화형 최면을 하면 대화를 잘하게 될 것으로 여기지만 대화의 능력과 대화형 최면을 잘하는 것은 그다지 큰 관계가 없다. 대화형 최면은 최면가가 하는 말을 내담자가 내적으로 잘 프로세스해서 내담자의 리얼리티가 외부 환경에서 내부 표상으로 옮겨가도록 인도하는 것을 말한다. 그러므로 기본적으로 내담자의 내부 표상에 접근을 해서 그 사람이 원하는 내적인 프로세스를 변화시킨다는 최면의 기본 원칙과 다를 것이 없는 것이 대화형 최면이다. 다만 인덕션이나 디프닝 등을 할 때 주로 눈을 뜬 채로 일상적인 장소에서 하는 것이 일반 최면과 다를 뿐이다. 그렇기에 대화를 잘하기 위한 것이라면 우선적으로 많은 사람들을 만나는 경험을 하는 것이 더 빠른 효과를 가져올 수 있다.

  대화형 최면은 일반 최면과 연계해서 사용이 가능하며

각종 상담 시에 적절하게 취사 선택해서 적용할 수 있다. 그 외에도 간단히 즐거운 여흥으로의 사용도 가능할 것이다. 이 서적에서 소개하는 방식은 여러 가지가 있지만 전체적으로 한 가지에 집중이 되어 있다. 그것은 내담자가 자신이 늘 경험하는 현실에서 벗어나 최면가가 제안하는 대체 현실에 몰입해 들어가도록 하는 것이다. 그러므로 그 과정에서 여러 가지 치유 기법들을 사용하는데 이러한 목적을 위한 것이라면 다른 기법을 사용해도 동일한 효과가 있을 것이다. 이 서적은 하나의 예시로써 보여주는 것이며 중심 테마는 일상 현실에서 대체 현실로 경험의 축이 변화해 가는 것이 된다. 그리고 이것이 가능하면 그 방법은 무엇이 되었건 대화형 최면이라고 부를 수 있을 것이다.

 이 서적은 【최면은 알지도 못하는 사람의 글로 배우는 최면】과 하나의 짝이 되는 서적이기도 하다. 앞서의 서적은 상담실에서의 최면이고, 이 서적에서의 방법은 상담실 외에서의 최면이 된다. 그러므로 이 두 가지 최면 서적으로 최면에 있어서는 더이상 필요한 내용이 없을 정도가 될 것이라 여긴다. 또한 NLP나 EFT 등의 기법들도 함께 사용하면 시너지 효과가 있을 것이다. 이 서적을 통해서 사람들의 마음을 살피고 보살필 수 있는 분들이 많아져서 세상의 아픔이 줄어들기를 기도를 드리며 부족하나마 세상에 내어놓는다.

1. 리추얼

리추얼은 세션을 시작하기 전에 자기 자신에게 일종의 암시를 하는 것이다. 이러한 암시 문구들이 최면가의 내부 표상체계에 영향을 주어 대화형 최면의 질을 결정한다.

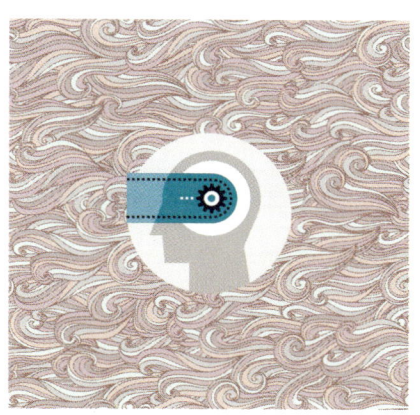

(1) 스펠 캐스팅

스펠 캐스팅은 영국의 유명 멘탈리스트인 이안 로랜드 선생이 콜드 리딩 세션을 시작하기 전에 마음속으로 말하는 문구로 다섯 번 정도 외우는 것을 권장한다. 이 문구를 통해서 최면가는 내담자를 온전하게 리얼 퍼슨으로 대할 수 있게 된다.

"나도 좋은 사람

너도 좋은 사람

우리 함께 좋은 시간을 보내자."

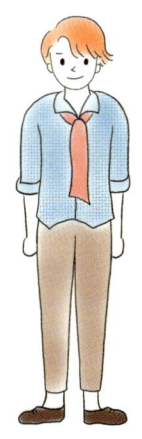

(2) 퍼포밍 캐스팅

퍼포밍 캐스팅은 밀턴 에릭슨의 제자인 스티븐 길리건 박사의 3세대 최면 세션 시 사용하는 방법이다. 이 방법으로 최면가는 치료적 트랜스 필드를 구성할 수 있다.

① 마인드

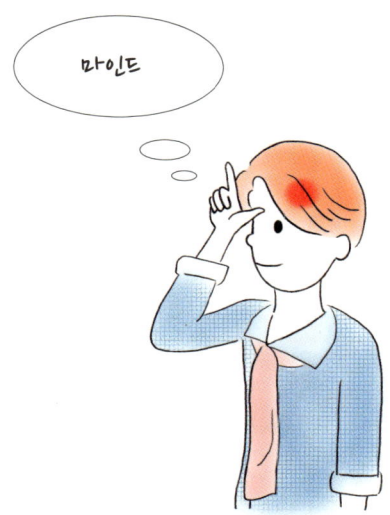

② 바디

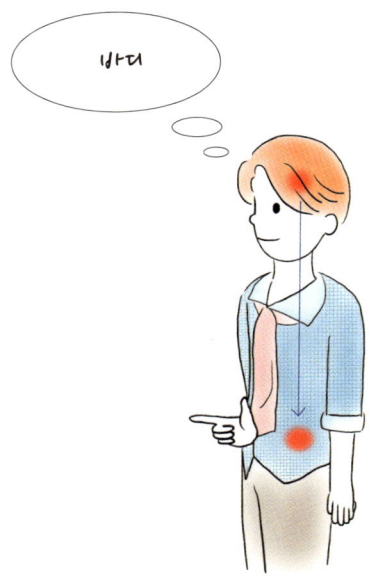

③ 필드

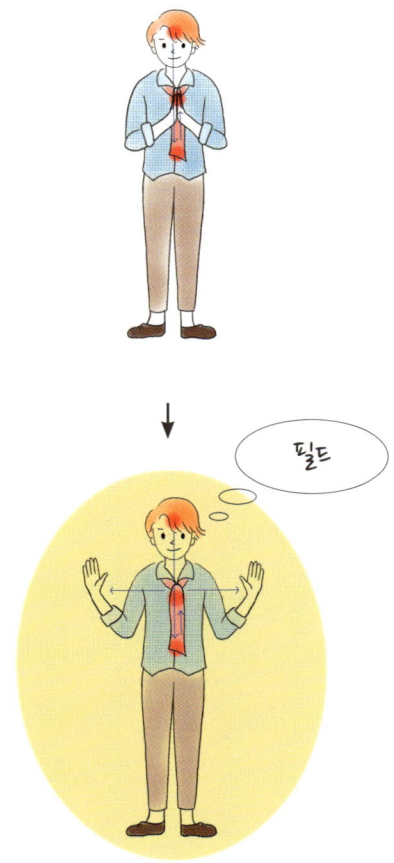

(3) 커넥트

커넥트는 퍼포밍 캐스팅을 통해서 만들어낸 트랜스 필드를 상대방과 공유하는 것이다. 이를 통해서 비언어적인 수준에서 래포(상호 친밀감)를 구축할 수 있다. 가장 중요한 것은 상대방을 인격체가 아닌 생명체로 인식하는 것이다.

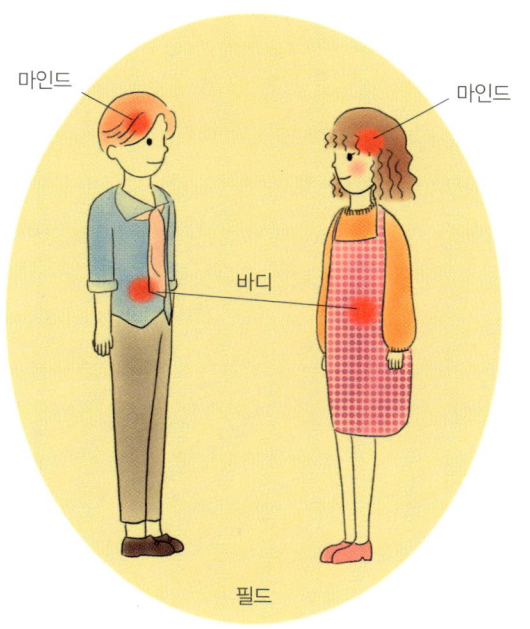

마인드: 각자의 머릿속에 자기 자신으로 있는다.
바디: 상대방과 연결한다.
필드: 두 사람을 에워싼다.

2. 인덕션

대화형 최면에서의 인덕션은 일반 최면에서의 인덕션과 달리 다른 방식의 최면 모델을 갖는다. 대화형 최면에서의 인덕션이란 일상적인 경험에서 유리(디소시에이션)되어서 최면가가 제안하는 대체 현실에 연합(어소시에이션) 하도록 하는 것이다.

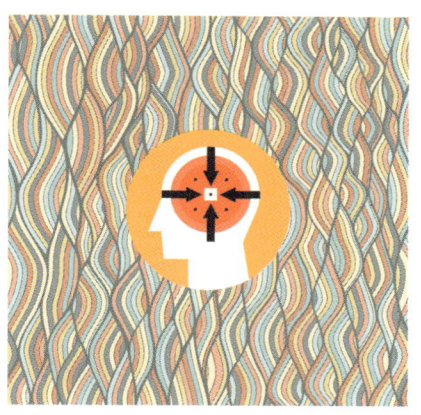

(1) SUD vs VoC

인덕션의 시작은 부정적인 경험의 해소인지 긍정적인 경험의 성취인지에 따라 다르게 접근을 한다.

SUD: Subjective Units of Distress
부정적인 장면을 떠올리고 그 장면의 임장감(리얼리티) 정도를 수치화해서 표현하는 것

VoC: Validity of Cognition
긍정적인 장면을 떠올리고 그 장면의 임장감(리얼리티) 정도를 수치화해서 표현하는 것

SUD와 VoC를 묻고 대답해주는 과정 자체가 일상적인 현실에서 최면가가 제시하는 대체 현실로 경험의 축을 변화시키는 것임으로 숫자를 찾는 것보다 이 과정이 중요하다. 이 과정 자체가 대화형 최면인 것이다.

부정적인 장면을 떠올렸을 때

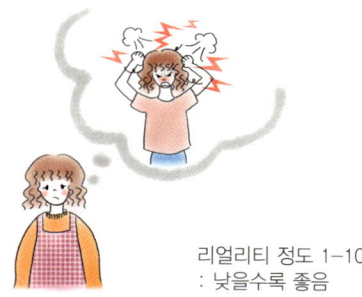

리얼리티 정도 1-10
: 낮을수록 좋음

긍정적인 장면을 떠올렸을 때

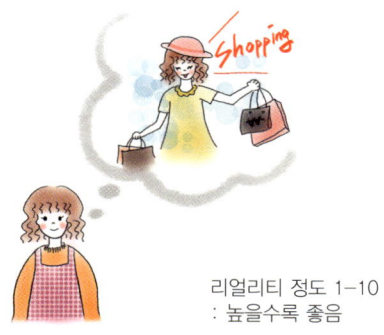

리얼리티 정도 1-10
: 높을수록 좋음

〈부정적인 경험의 해소〉

부정적인 경험을 이야기 함

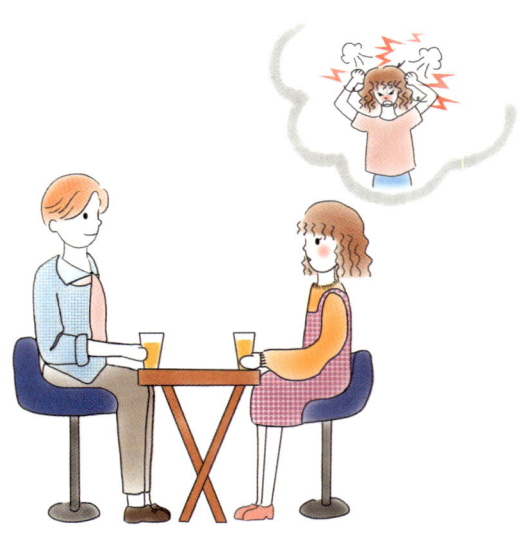

SUD 질문

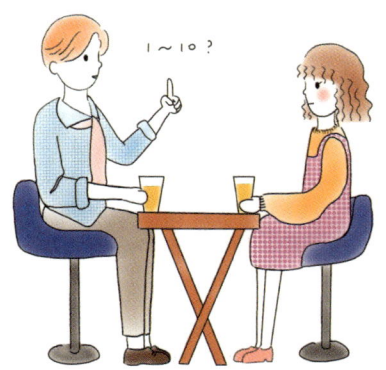

수치를 생각

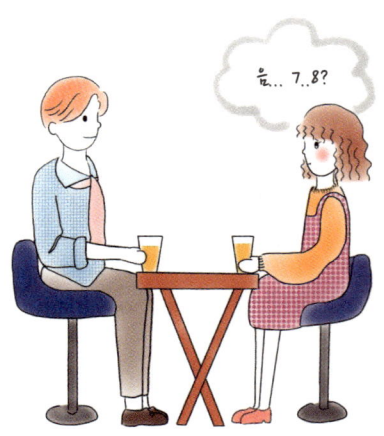

〈긍정적인 경험의 성취〉

긍정적인 경험을 이야기 함

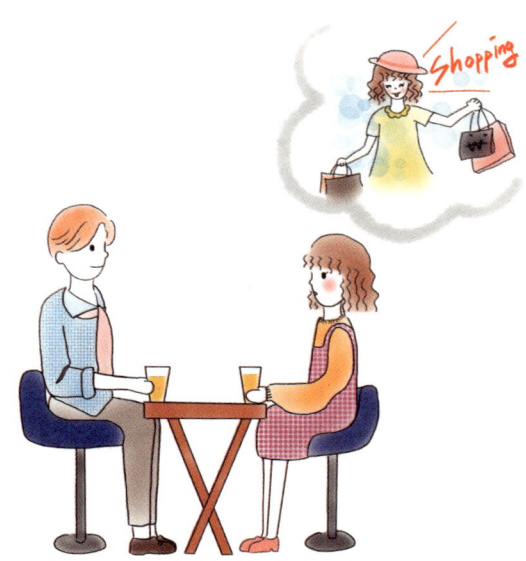

VoC 질문

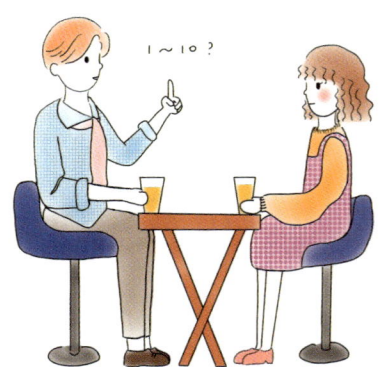

수치를 생각

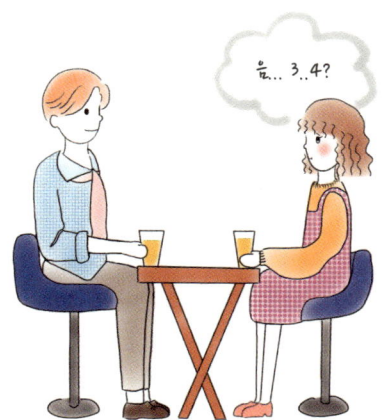

(2) 큐브 테스트

큐브 테스트는 본격적인 인덕션 과정이다. 다만 꼭 큐브 테스트만을 사용해야 하는 것은 아니고 유사한 방식의 심리 테스트들은 무엇을 사용해도 상관이 없다.

일상적인 현실에서 대체 현실로 경험의 축을 옮기는 것이 대화형 최면이므로, 모든 심리 테스트들은 대화형 최면으로 사용이 가능하다. 혈액형 심리 테스트부터 MBTI까지 모두 상대방을 내면으로 유도한다면 대화형 최면이다.

"사막지대를 상상해 보세요. 모래 언덕, 저 멀리 지평선, 파란 하늘, 사막을 떠올려 보세요."

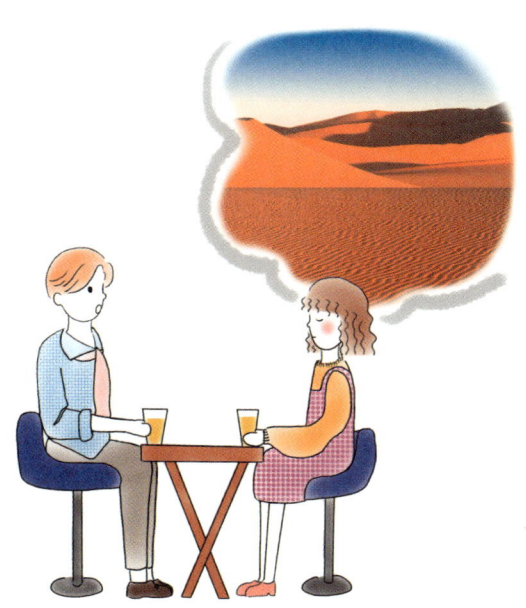

사막

: 세계관과 전반적인 심리 상태

맑고 뜨거운 사막	심리적으로 안정적인 상태
비오고 바람이 드세고 추운 사막의 밤	심리적으로 불안하고 힘든 상태
부드러운 느낌의 모래	심리적으로 안정적인 상태
까칠까칠하고 불쾌한 느낌의 모래	심리적으로 불안하고 힘든 상태

"상상하셨나요? 좋아요. 이 사막에 정육면체 주사위 모양을 한 물건이 하나 있습니다.
이 물건의 모습이 어떤가요? 떠오르나요? 어디에 있나요? 크기는 어떤가요? 뭐로 만들어졌나요? 색깔은요? 자세히 묘사해 보세요."
(자가테스트 시 적어 두세요)

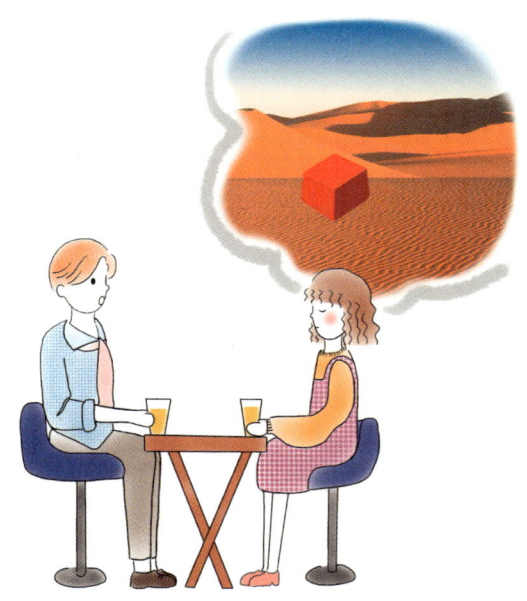

큐브

: 자기 자신을 형상화

크기	크기가 클수록	자존감, 자존심, 존재감이 큼
	크기가 작을수록	자존감, 자존심, 존재감이 작음
거리	떨어져 있을수록	이성적인 성격: 행동하기 전에 미리 생각하고 합리적이며 분석적이고 신중함
	가까울수록	감성적인 성격: 즉흥적이고 충동적이며 다혈질이나 친밀감과 붙임성 있음
촉감	점토, 사기	냉정함, 고향에 뿌리를 둠
	수정	영적인 것을 추구함
	유리	솔직하고 숨김이 없음, 마음이 약함
	얼음	태연하고 영리함, 위기상황 대처능력이 뛰어남
	금속	지적, 무뚝뚝함
	플라스틱	소탈하고 솔직함, 전통적, 민주적
	고무	유머와 위트가 뛰어남, 놀기 좋아하고 혈기 왕성
	돌	보수적, 고집 세고 원칙에 충실, 신뢰할 수 있음
	물	감정적, 직관적
	가공한 나무	교양있고 감정이입 능력 탁월
고정형태	바닥에 붙어있는 경우	현실적, 인내심 강함, 체계적, 성실한 근로자 타입
	공중에 떠 있는 경우	이상적인 꿈을 꾸며 짜여진 삶을 싫어하는 자유분방한 타입, 가벼워 보일 수 있음
	한 꼭지점으로 서 있는 경우	이상주의자, 완벽주의자 높은 곳으로 올라가려는 의지, 혼자 일하는 것을 즐기고 리더의 욕심이 있고 욕망이 큼

"이 정육면체 물건 주변에 사다리가 하나 있습니다.
사다리는 어떤 모습인가요? 어디에 어떻게 있나요?
어떤 사다리인가요? 뭐로 만들어졌나요?
크기는 어떤가요?"
(자가테스트 시 적어 두세요)

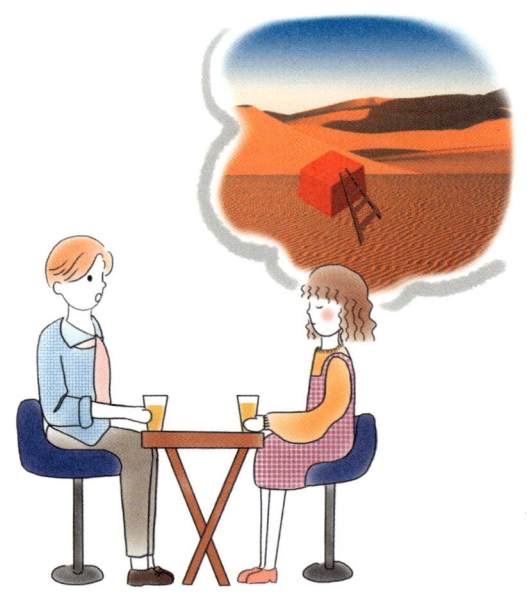

사다리

: 지인 관계를 상징

위치: 지인과의 상호의존도	
멀리 떨어져 있는 경우	주변 사람들과 거리를 유지하며 쉽게 마음을 열지 못함. 자주적이고 자립적
큐브 근처에 뉘어져 있는 경우	친하게 지내나 의존하거나 영향을 받지 않음 느긋하게 즐기는 것을 더 선호하는 타입
큐브에 걸쳐져 있는 경우	사교적, 주변 사람들과 친밀한 관계를 유지 믿을만한 친구들과 조언자들이 많음
큐브 안에 있는 경우	친밀하나 독차지하려는 마음이 강한 질투 타입
수직으로 서 있는 경우	애인이 당신의 목표를 이루는 데 도움을 줌
어두운 곳에 있는 경우	금지된 것에 대한 욕망. 강한 잠재 의식적 조종
크기: 주변 사람과 친구의 가치를 인지하는 정도	
큐브와 같음	평등하고 동등하게 대하며 존중함
큐브보다 작음	주변 사람들보다 자신을 우월하다고 생각 집단의 리더를 즐기며 영향을 많이 끼침
큐브보다 큼	다른 사람에게의 의존하는 경향, 겸손함 남을 돕기 좋아하지만 기회주의적
재질	
나무	따뜻함, 성실, 상냥, 유대감, 일에 몰두 쉽게 상처받고 감상적, 쉽게 거절하지 못하는 성격 가끔은 너무 많은 것을 내줌
금속	신중하고 사람을 신뢰함. 인간관계를 견고히 구축 신뢰할만한 친구들이 많음, 강한 네트워크를 소유하여 사람들을 이용하기 용이, 합리적인 결정을 내림. 동정심이 없고 지나치게 많은 것을 요구함
밧줄	쾌활, 다재다능, 독립적, 활발, 융통성 모험을 즐기나 안정적이지 않고 들떠 보임
알록달록	예술적인 마인드를 가진 집단에 속함

"자, 이번에는 사막 어딘가에 꽃이 있다고 상상해 보세요.
꽃은 얼만큼 있나요? 어디에 있나요?
꽃의 색깔은요? 무슨 꽃인가요?"
(자가테스트 시 적어 두세요)

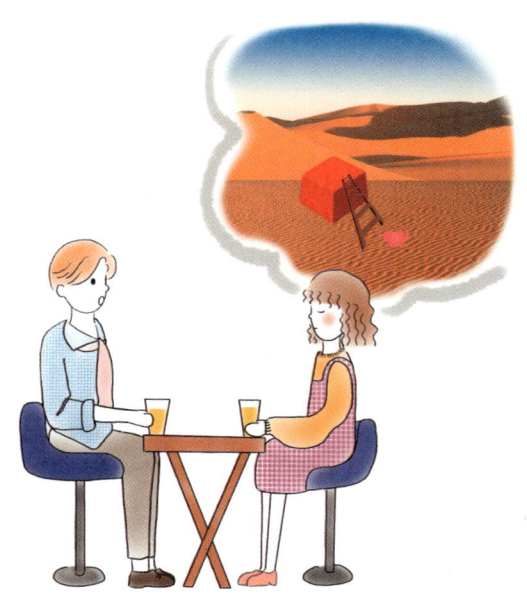

꽃

: 직접 만든 창조물이나 돌봐야 하는 대상을 의미

예) 직장, 아이, 부모, 반려동물 등

수량	
꽃이 많은 경우	일거리가 많은 상태
꽃이 적은 경우	일거리가 적은 상태
위치	
큐브에 가까운 경우	자기 자신의 일
큐브에서 먼 경우	타인의 일
색	
따뜻한 색일 경우	정서적인 일
차가운 색일 경우	사무적인 일
종류	
흔한 꽃	일상적인 일
특별한 꽃	특수한 일

"이제는 말을 상상해 보세요.
상상력을 마음껏 발휘해 보세요.
어떤 종류의 말인가요? 크기는? 색깔은?
말은 어디에 있나요? 그 말이 무엇을 하고 있나요?
상상할 수 있는 모든 것을 상상해서 묘사해 보세요."
(자가테스트 시 적어 두세요)

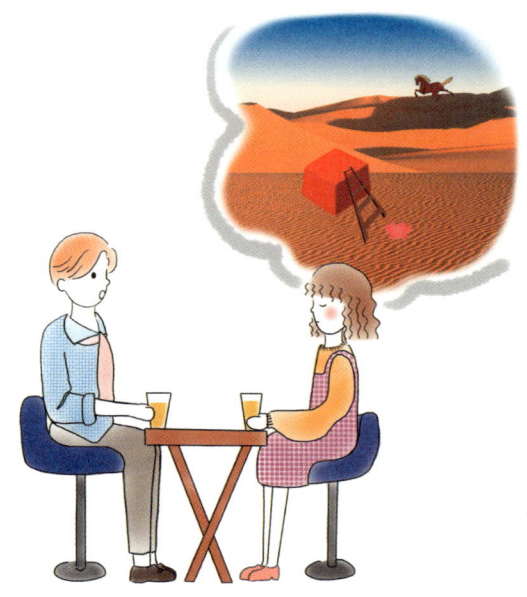

말

: 애인이나 파트너 혹은 진정한 사랑이나 마음이 통하는 사람

종류	갈색 말	따뜻하고 성실함
	검은색 말	머리색이 검은 남자
	회색 말	쿨하고 어른스러움
	흰색 말	이상화된 형태
	아라비아 말	우아한 열정, 로맨틱한 정열
	당나귀/노새	다정하고 자상함
	장애물 경기용 말	능력 위주, 목표지향적
	암말	감수성이 강하고 정열적
	조랑말	귀염둥이
	종마	지배적, 모험을 좋아함
	순종 말, 준마	경쟁 상대
	둘 이상의 말	두 애인 사이에서 갈피를 못잡고 상황을 관망
	유니콘	매혹 당함, 순수함
위치	큐브 옆	의무감, 공동체
	큐브에 묶임	단단히 구속되어 있음
	큐브 주위를 맴돔	보호자, 동반자
	큐브 위	지원과 숭배를 받으며 우월적, 인질
	큐브를 핥음	다정함, 외부를 향해 과시적

"자, 이제 마지막으로 폭풍을 상상해 보세요.
사막에 폭풍이 몰아칩니다.
폭풍이 어디에서 불고 있나요? 어떤 종류의 폭풍인가요?
폭풍이 어떤 영향을 미치나요?
큐브, 사다리, 말 등에 영향을 주나요?"
(자가테스트 시 적어 두세요)

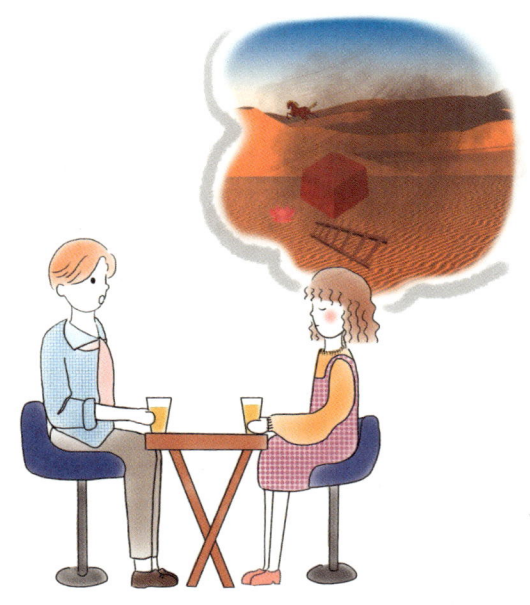

폭풍

: 상대방의 생에 나타나는 어려운 문제들, 즉 예기치 못한 불쾌한 일, 근심, 도전 등 – 폭풍의 종류, 위치, 그리고 사막에 있는 다른 대상들에게 미치는 영향 등이 중요

위치	
당신이나 큐브 뒤	과거에 있었던 문제들
다가오는 폭풍	문제가 다가오고 있음
지금 여기서 부는 폭풍	다가오는 문제들
큐브 안	내적인 혼란
지평선	피할수는 없지만 아직은 시급하지 않은 문제들
큐브, 사다리, 말 등에 미치는 영향	
모래 속에 파묻힘	압도적인 어려움
침식당함	지칠대로 지치게 만드는 어려움
말이 큐브 옆에 웅크림	파트너가 여자에게 의존
말이 달아남	위기 상황에서 파트너를 신뢰할 수 없음
사다리가 부러짐	어려운 문제들로 인해 우정이 깨짐
사다리가 쓰러짐	문제가 생기면 친구들이 도와줌
큐브가 사다리를 보호함	문제가 생기면 친구들을 도와줌

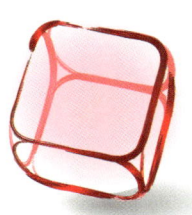

2. 인덕션

3. 디프닝

인덕션이 일상적인 경험에서 유리(디소시에이션) 되어서 최면가가 제안하는 대체 현실에 연합(어소시에이션) 하도록 하는 것이라면 디프닝은 일상적인 경험이 사라지고 대체 현실만 남도록 하는 것을 목표로 한다.

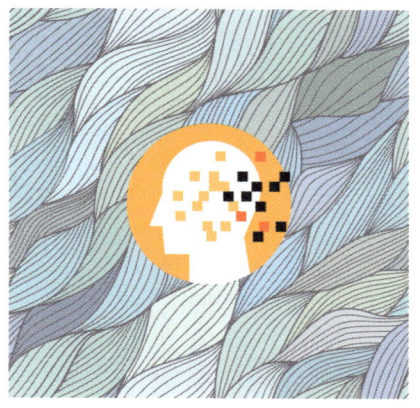

3. 디프닝

(1) 브레인 스파팅

데이비드 그랜드 박사가 창시한 것으로 유래는 트라우마 전문 치료기법인 EMDR을 변형 확장한 것이다. 이 방법으로 최면가는 내담자의 내적 표상 체계를 외부에 구성할 수 있게 된다.

일반적으로 EMDR은 전문적인 기기를 사용하는 경우가 많다. 하지만 브레인 스파팅은 손가락이나 지시봉을 사용하는 것을 권장한다. Internal Window의 경우에는 내담자가 주도적으로 행하여야 하므로 손가락보다는 적절한 길이의 지시봉을 사용하는 것이 좋다. 지시봉은 일반적인 지시봉 중 어떤 것을 사용해도 상관이 없다.

⟨External Window⟩

안구 수평 운동

지시봉을 천천히 움직이며 눈동자를 지시봉을 따라서 움직이도록 한다.

눈이 흔들리거나 깜박이는 지점에서 멈추도록 한다.

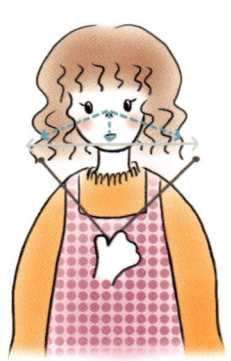

안구 수직 운동

지시봉을 천천히 움직이며 눈동자를 지시봉을 따라서 움직이도록 한다.

눈이 흔들리거나 깜박이는 지점에서 멈추도록 한다.

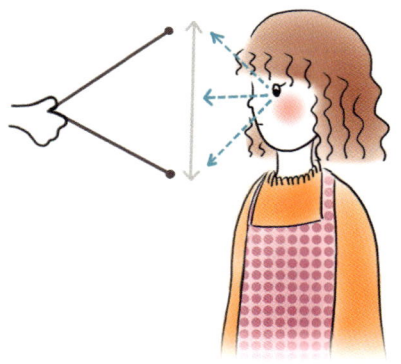

3. 디프닝

수평 운동이나 수직 운동에서 멈춘 지점의 지시봉 끝에 시선 초점을 맞추도록 한다. 그리고 가까이 접근했다가 떨어지기를 반복하고 다시 수평 운동이나 수직 운동을 했을 때 그 지점에서 눈이 흔들이거나 깜박이지 않는지를 체크한다. 더이상 흔들리거나 깜박이지 않으면 SUD나 VoC를 다시 체크한다. 만일 그대로 흔들리거나 깜박이면 위의 방법을 반복한다.

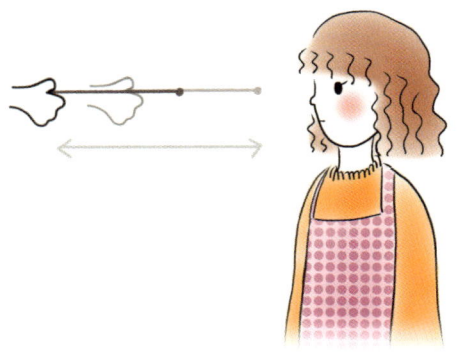

⟨Internal Window⟩

내담자에게 직접 지시봉을 잡고 움직여서 느낌이 달라지는 지점을 찾으라고 한다. 찾게 되면 External Window 경우와 마찬가지로 해소한다.

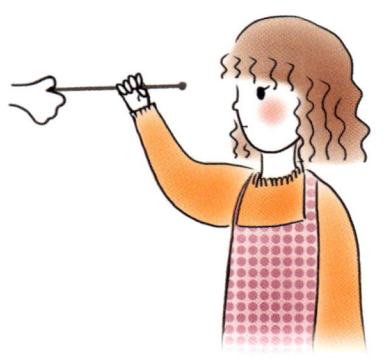

3. 디프닝

(2) 매트릭스 리임프린팅

EFT(정서 자유 기법) 마스터인 칼 도슨이 창시한 기법으로 심상 공간에서 EFT를 행하는 것이다. 다만 여기서는 EFT 기법보다는 에너지 힐링과 같은 방식으로 설명하였다. 하지만 EFT를 적용해도 효과는 동일하다. 앞서의 브래인 스파팅이 잘 작동하지 않을 경우 이 방법을 사용하는 것도 좋다.

① 부정적인 장면을 떠올리고 SUD를 체크한다.

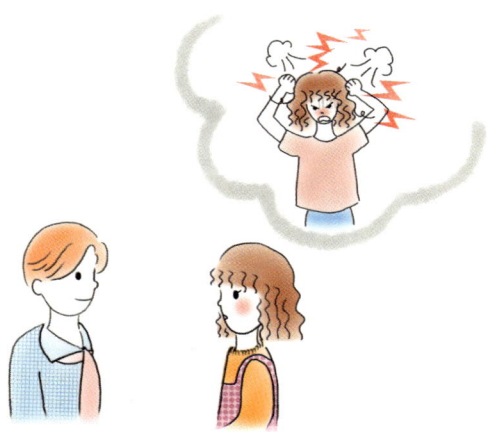

② 내담자가 상상 속의 자신에게 쓰담쓰담 격려를 해준다.

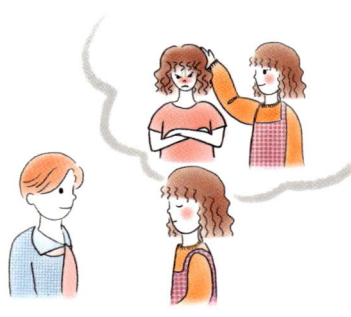

③ 최면가가 내담자에게 빛을 보내주고, 내담자는 상상 속의 자신에게 빛을 보내준다.

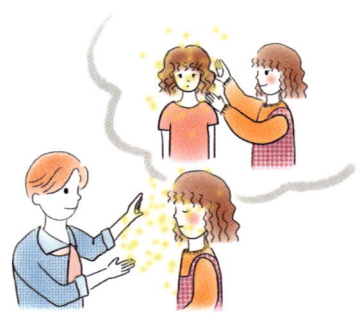

④ 긍정적인 장면을 떠올리고 VoC를 체크한다.

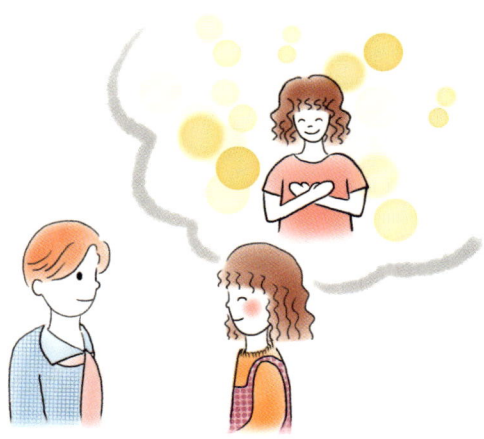

(3) 섬냄뷸리즘(깊은 최면 상태)

섬냄뷸리즘은 다른 말로 최면이 작동하는 의식상태라고 한다. 그러므로 지금까지의 방법으로 내담자의 문제를 해결하기도 했지만 실제 목표는 그 과정을 통해서 섬냄뷸리즘에 도달하기 위한 것이었다. 섬냄뷸리즘에 대한 자세한 정보는 다크아트 출판사의【최면은 알지도 못하는 사람의 글로 배우는 최면】을 참고하도록 한다.

이어지는 기법들은 모두 앞의 큐브 테스트나 브레인 스파팅 등에 반응을 보여서 SUD나 VoC가 변화했을 때 해야 한다. 그리고 내담자의 시선을 고정시켜서 눈동자가 움직이지 않도록 해야 한다.

① 이름 지우기

눈을 마주 보면서 눈동자를 움직이지 못하게
하고 질문을 한다.

"이름을 생각해 보세요."

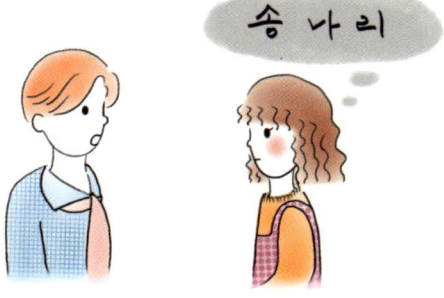

머리 주위의 이름이 떠오르는 곳이 어디냐고
묻고 그 부분을 지우는 행동을 한다.

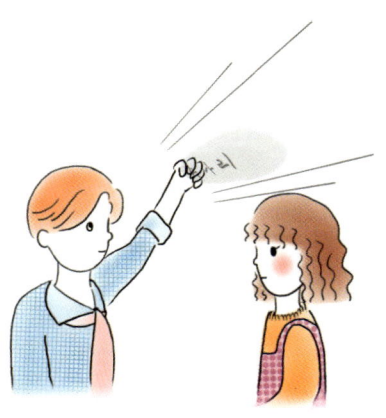

이름을 떠올려 보라고 지시한 후 눈동자가 움지이려 하면 움직이지 말라고 지시하면서 진행을 한다. 눈동자가 초점을 잃고 흐릿해지면 그대로 잠시 있고, 눈동자가 또렷해지면 "그만! 거기까지!"라고 말하며 다음 단계로 진행한다.

"그만! 거기까지!"

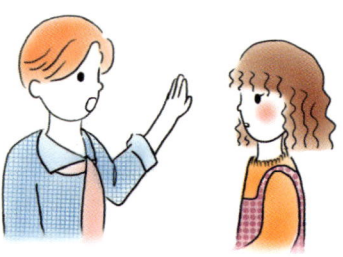

② 숫자 지우기

숫자 지우기도 기본적으로는 이름 지우기와 동일하다. 그러므로 숫자 지우기를 먼저 하고 이름 지우기를 나중에 해도 상관없다.

숫자 지우기의 경우는 만일 6을 지울 경우 5와 7 사이의 숫자가 사라진다고 말하고 최면가가 먼저 1 2 3 4 5 7 8 9 10이라고 말을 한다. 여기서도 중요한 것은 초점을 고정시키는 것이다.

"5와 7 사이의 숫자가 사라집니다.
1 2 3 4 5 7 8 9 10"

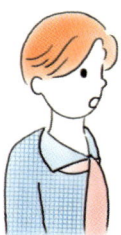
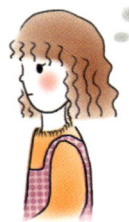

③ 체인 하나 지우기

사람들이 특정한 행위를 할 때 대부분의 경우 연쇄반응을 일으켜서 그러한 결과에 이르게 된다. 그렇기에 중간의 체인 하나만 없애도 그 사람은 습관적으로 하던 행동을 바꿀 수 있는 것이다. 앞서의 이름 지우기와 숫자 지우기가 가능했다면 이러한 체인들 중 하나도 지울 수 있게 된다.

이 기법도 하나의 최면 세션이기도 하지만 본래 목표는 섬냄뷸리즘을 강화하고 워킹 스테이트로 변화시키기 위한 것이다. 그러므로 이 세션 후에 꼭 그 문제가 해결되어야 하는 것은 아니다.

[예시] 야식으로 라면 먹기 끊기

한밤중에 배가 고파져서 야식으로 라면을 끓여 먹고 잤더니 아침에 얼굴이 퉁퉁 붓는다.

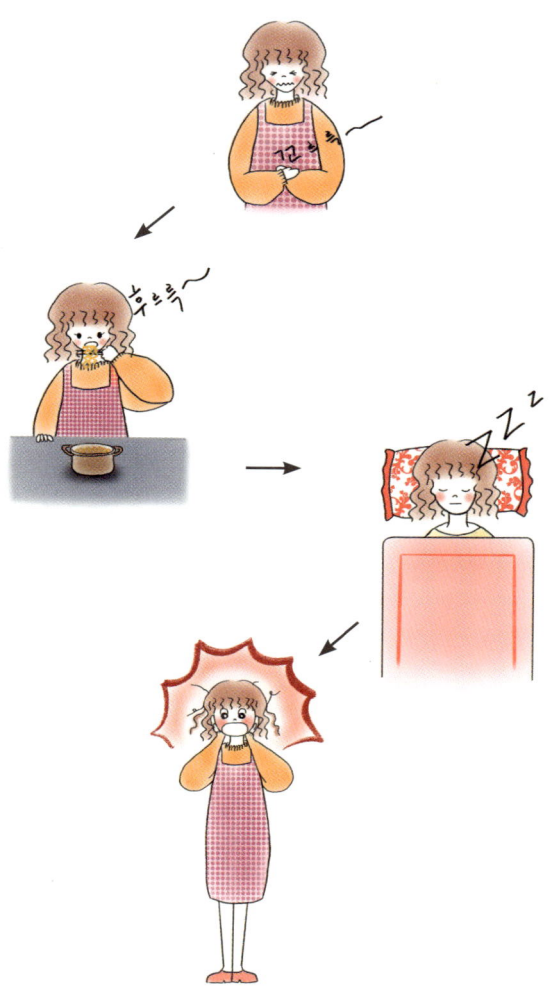

배가 고프지만 이름 지우기 방법으로 라면 먹는 장면을 지웠더니 한밤중에 야식이 당기지 않는다. 그래서 바로 취침 후 아침에 일어났더니 붓지 않은 모습을 볼 수 있다.

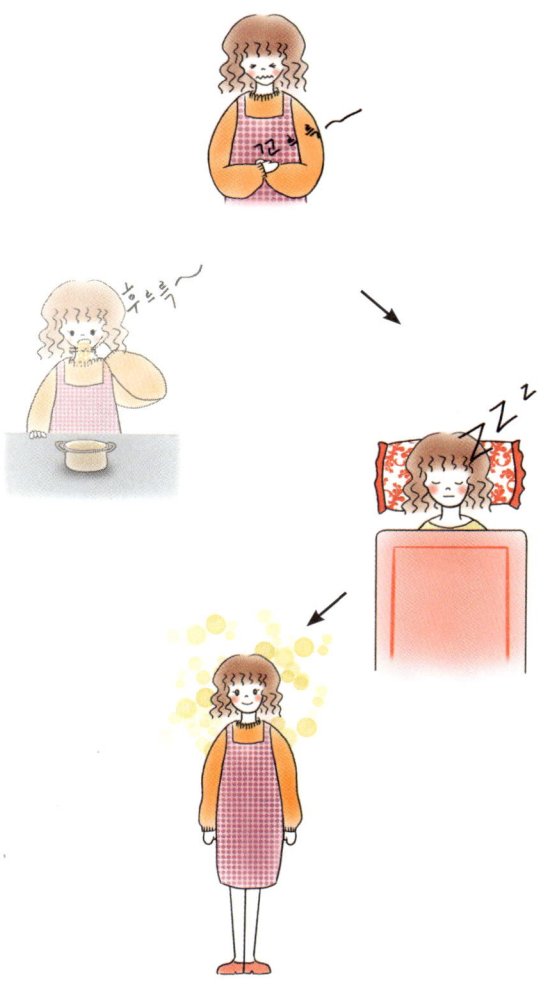

3. 디프닝

(4) 워킹 스테이트

워킹 스테이트는 섬냄뷸리즘을 바탕으로 특정 테마를 구축하는 것을 말한다. 한 가지 관점을 말하는 프레임이 연속적으로 발생하면 그것을 컨텍스트라고 한다. 그리고 특정 컨텍스트 안에서 여러 사람이 함께 활동할 때 그것을 테마라고 한다. 그러므로 테마는 굉장히 많은 종류로 설정이 가능하며 여기서는 한 가지 예제로써만 설명하고자 한다.

〈워킹 스테이트 확립〉

① 공이 있다고 상상하고 기를 느껴본다.

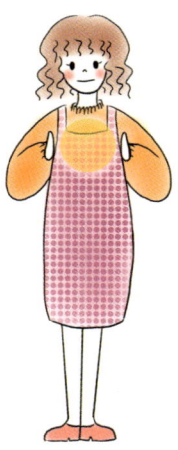

② 공에 좋은 기억을 담아본다.

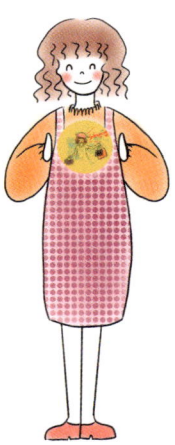

③ 잘 담겼는지 확인한다.

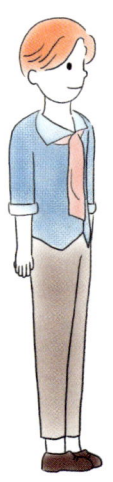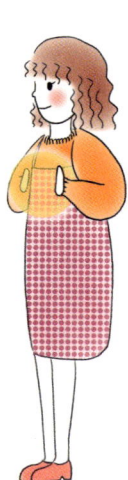

④ 최면가가 공을 뺏고 내담자가 놀라는지를 본다.

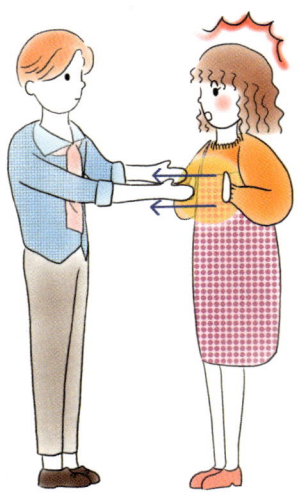

⑤ 내담자는 그 상황에 화가 난다.

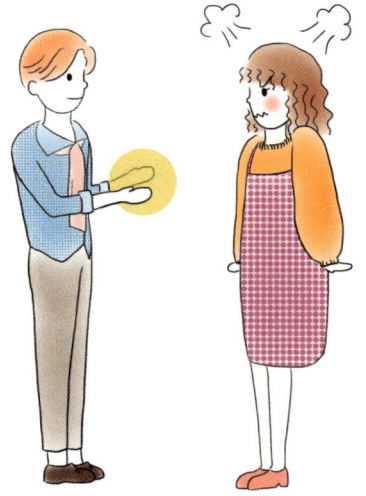

⑥ 공을 다시 돌려주고 내담자가 다시 편안해지면 기공이라는 워킹 스테이트가 확립된 것이다.

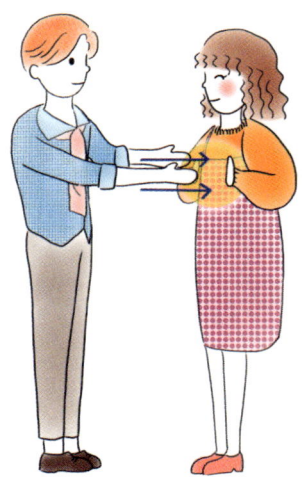

〈워킹 스테이트 확립 후의 세션 예제 1〉

① 내담자에게 안 좋은 기억을 주변 어딘가로 위치해 보라고 한다.

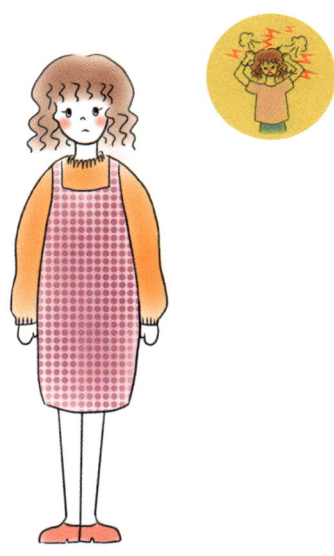

② 내담자에게 그 기억을 잡아서 구겨 버리라고 한다.

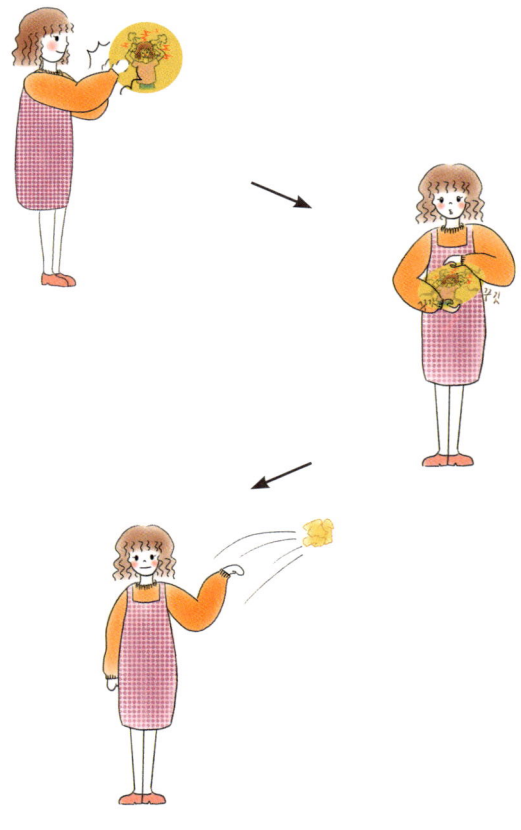

〈워킹 스테이트 확립 후의 세션 예제 2〉

① 내담자에게 긍정적인 기억을 떠올리라고 한 후 어디쯤 떠오르는지 물어본다.

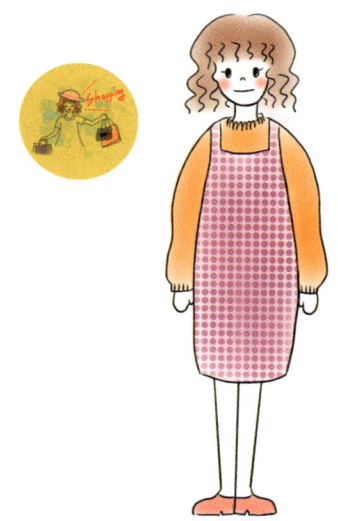

② 그 기억을 잡아서 쓰다듬어 준 후 심장에 집어넣으라고 한다.

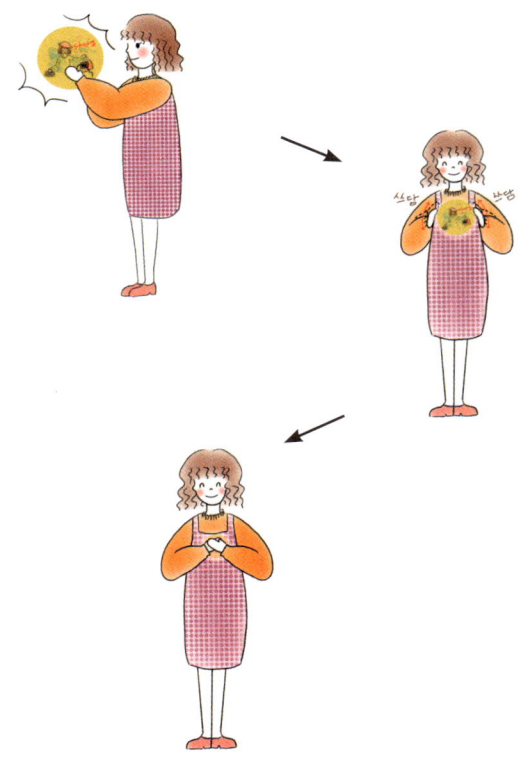

〈세션 예제 1〉의 경우는 SUD 변화를 체크하고 〈세션 예제 2〉의 경우는 VoC 변화를 체크한다. 항상 세션 후에는 기분이 맑고 밝고 따뜻하고 상쾌하다라는 최면 제안을 하고 마무리하도록 한다.

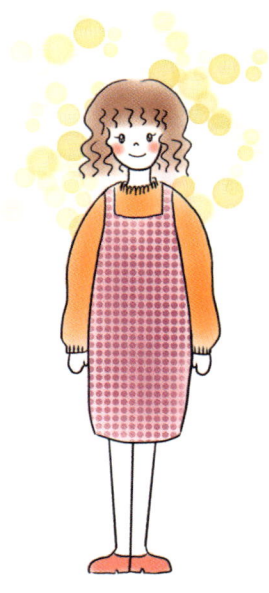

4. 체인지 워크

체인지 워크는 최면 세션의 꽃이라고도 한다. 섬냄뷸리즘을 확립하고 워킹 스테이트를 구축한 이유도 체인지 워크를 하기 위해서이다. 체인지 워크는 내담자의 내부 표상 체계에 영향을 주어서 그 사람의 존재성을 변화시키는 것이다.

대화형 최면에서는 내담자의 내면과 외부 공간을 연동해서 작동시킨다. 내담자의 내부 표상이 내담자의 외부 공간에 투영되는 것을 필드 의식이라고 한다.

내부 표상 체계란 사람들이 외부건 내면이건 어떠한 경험을 할 때 그 경험을 인지하고 이해하는 틀을 가지고 있다. 이러한 틀이 그 사람의 성격, 취미, 가치관, 삶의 의미에 이르기까지 영향을 미치고 있다. 그렇기에 내부 표상 체계가 변화할 때 그 사람 자체도 변화하는 것이다.

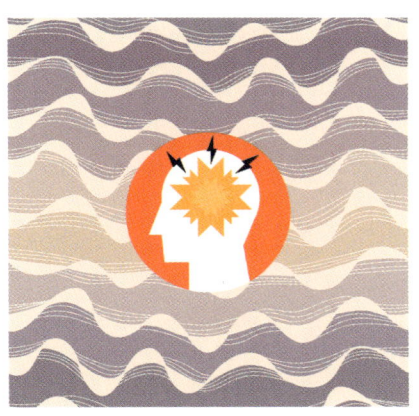

(1) 독밭 / 꽃밭 체인지 워크

"난 지금 어디있지?"라고 자신에게 물어보기

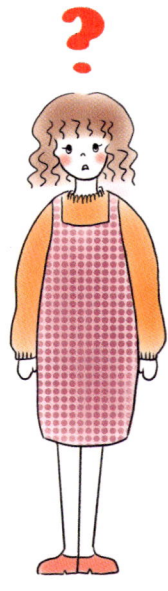

① 생각이 많은 경우

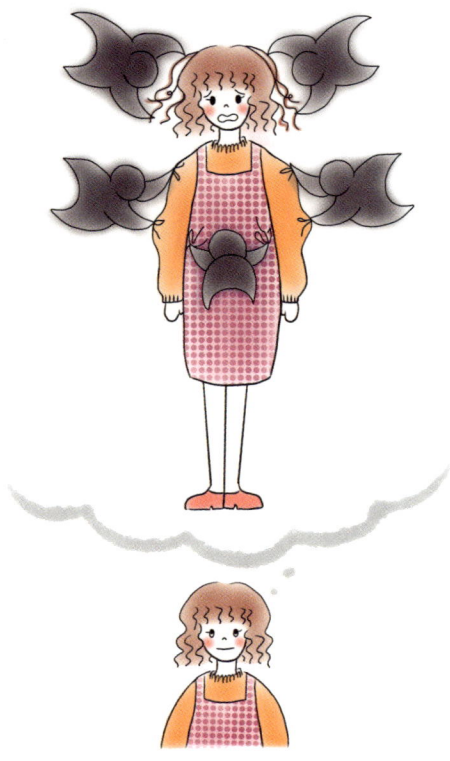

4. 체인지 워크

② 우울한 경우

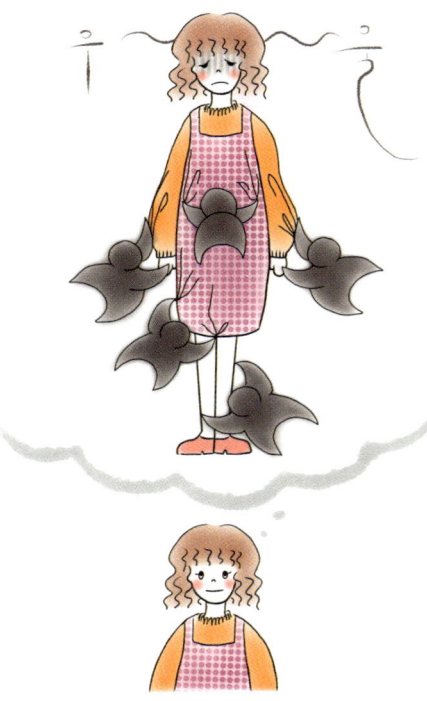

〈독밭 내부 표상〉

① 희망적인 생각을 할 경우

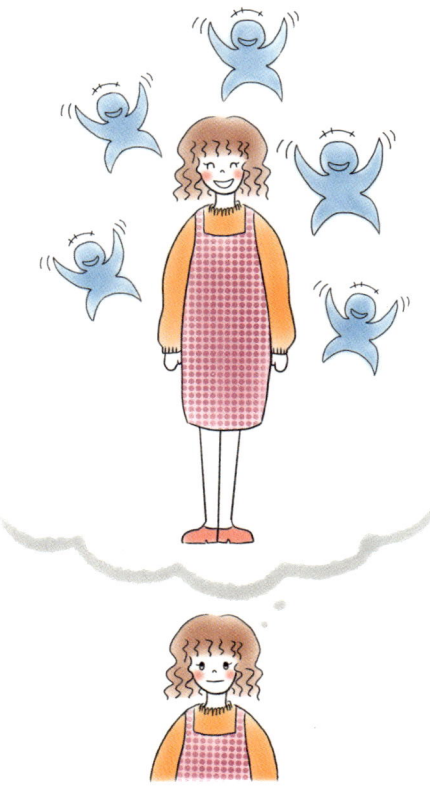

② 사랑받고 있거나 정서적으로 충만된 기분일 때

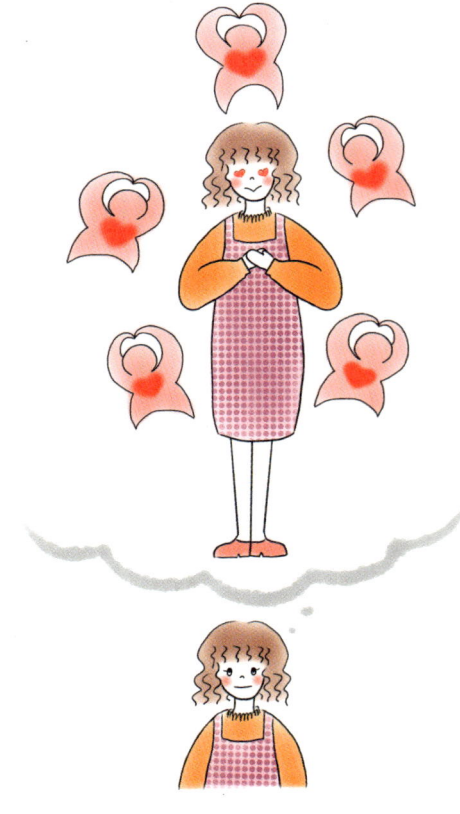

〈꽃밭 내부 표상〉

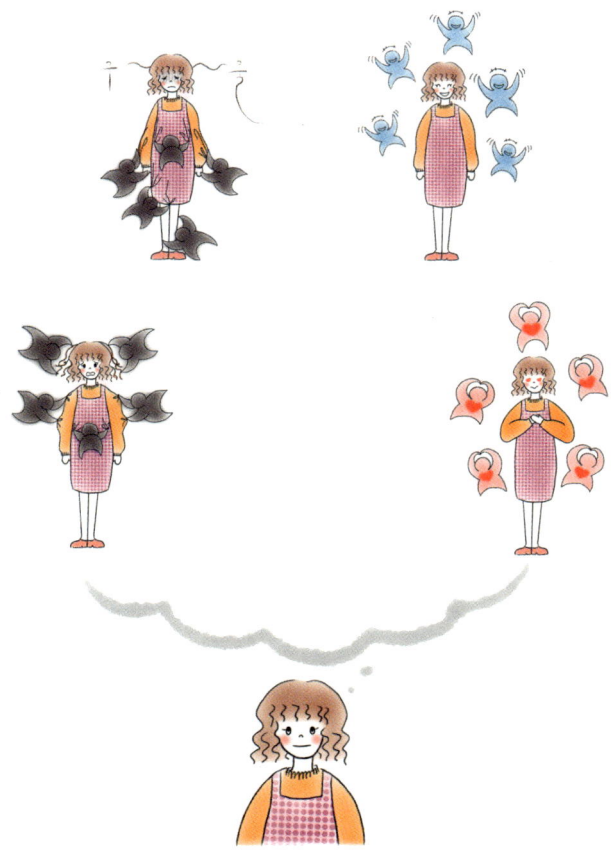

〈체인지 워크〉

① 독밭에 있는 상태

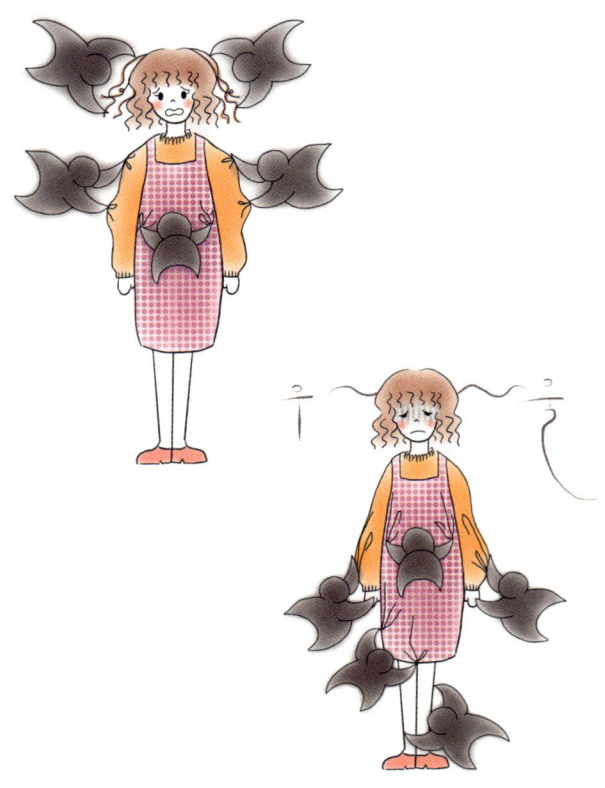

② 뿌리치고 나오라고 제안한다.

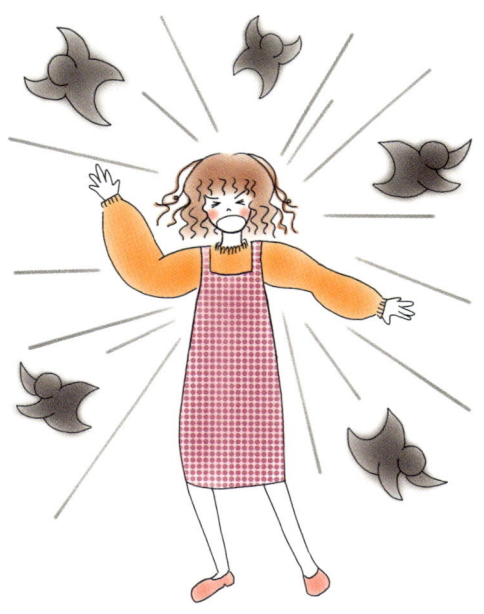

③ 그리고 꽃밭 쪽으로 걸어가라고 한다.

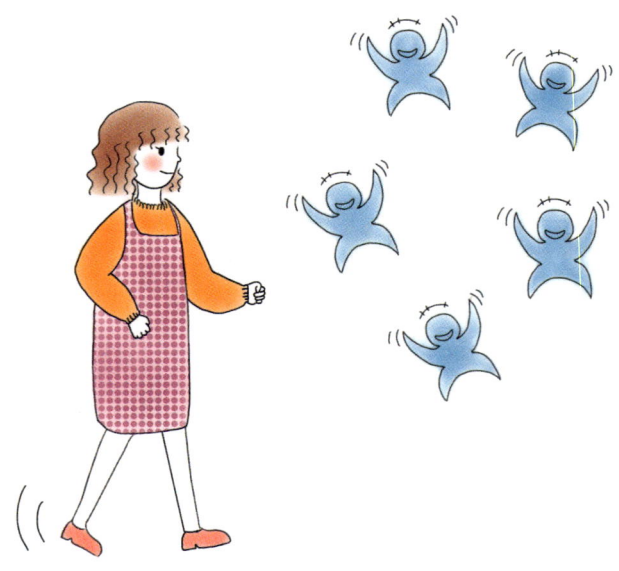

최면가는 내담자에게 실제로 몸을 움직이라고 하고 최면가도 마치 내담자의 필드 의식이 보이는 것처럼 함께 움직이도록 한다.

(2) 문제 수준 / 해결 수준

이 기법을 포함한 앞으로 나올 기법들은 밀턴 에릭슨 박사의 제자인 빌 오한론 박사가 제창하는 에릭소니안 최면과 해결 중심 요법과 영성 중심 요법의 핵심 기법들이다. 체인지 워크는 필요하다고 느껴지는 것을 선별해서 사용하면 되므로 이 서적에서 소개한 기법 외에 NLP나 에너지 힐링 기법들을 적절히 활용해도 효과가 좋다. 다만 섬냄뷸리즘을 충분히 확립하고 워킹 스테이트를 확고하게 구축했는가만이 관건일 뿐이다. 또한 대화형 최면이 아닌 일반 최면에서도 적용 가능하며 일반 최면과 대화형 최면을 교차로 혼합해서 사용해도 된다.

〈문제 수준 / 해결 수준 예제 1〉

상담 내용: 야뇨증

엄마가 아들을 데리고 방문
엄마는 나가 있으라고 요청한다.

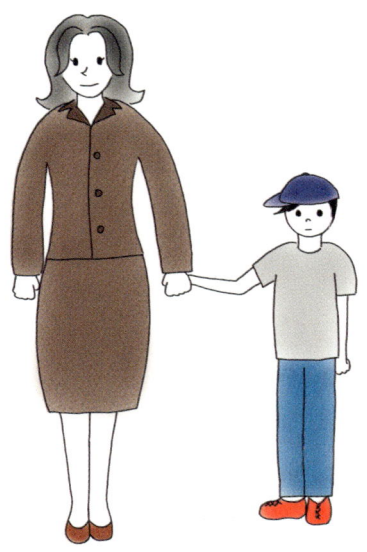

(야구모자를 쓰고 있는 아들)

Q : 야구하니?

A : 학교 선수예요.

Q : 포지션이 뭐니?

A : 투수예요.

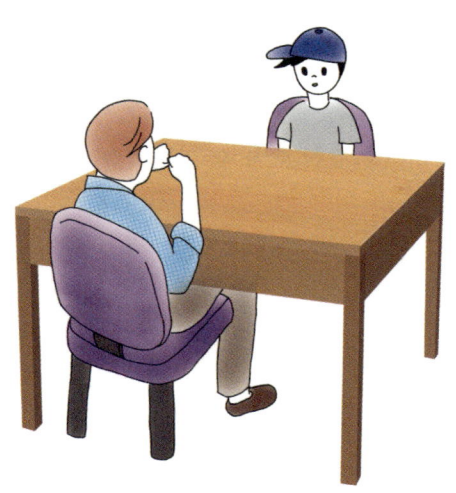

Q : 공이 잘 던져질 때가 있고, 잘 안 던져지는 때가 있지 않니?
A : 네.
Q : 원하는 공이 던져질 때의 날을 상상해봐.
A : (상상)

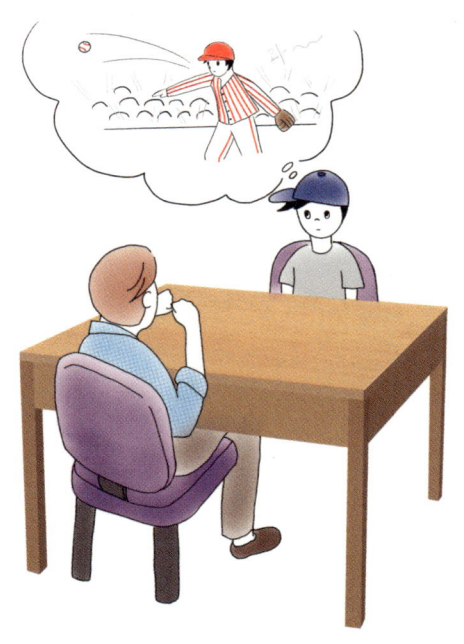

Q : 소변을 참는 것도 근육을 통제하는 거 알지?
A : 네.
Q : 그것도 공을 던지는 것과 마찬가지란다.

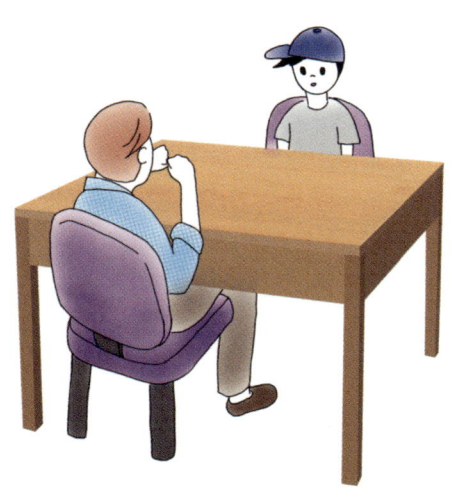

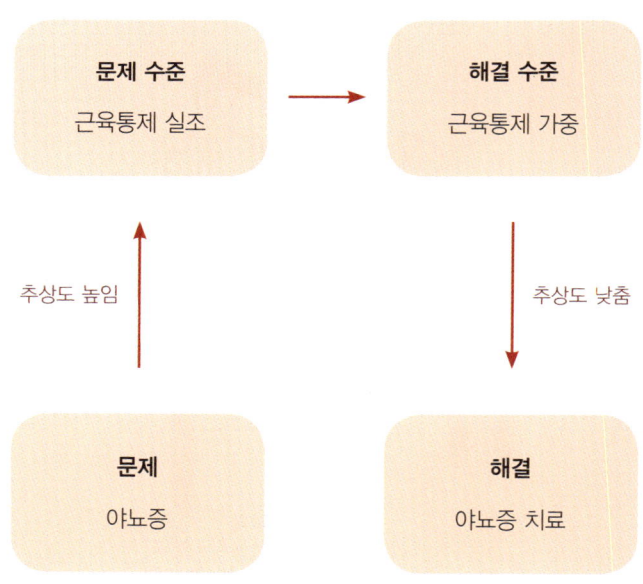

⟨문제 수준 / 해결 수준 예제 2⟩

상담 내용: 아빠와 사이가 안좋음

[최면가의 계획]

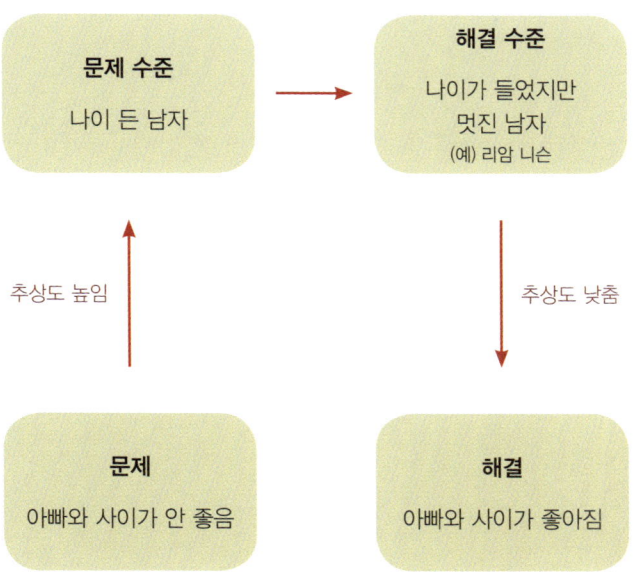

Q : 나이 든 남자 중 멋진 사람이 있습니까?
A : 리암 니슨이요.

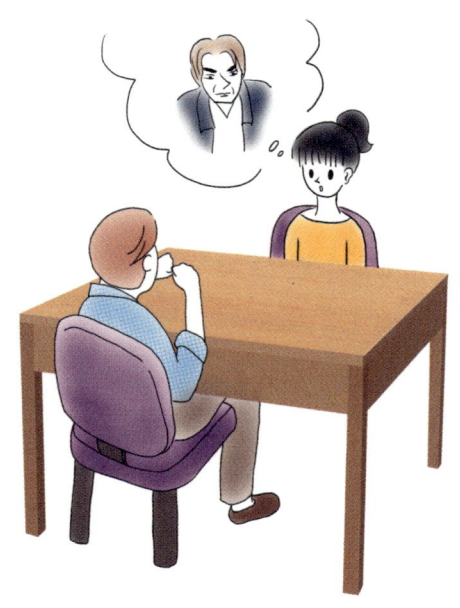

4. 체인지 워크

Q : 어떤 장면이 좋아요? 그 장면에서 리암 니슨이 당신을 구해주는 것을 상상해 보세요.

A : (상상)

·········

Q : 당신이 모르는 아빠에 대한 애틋한 마음이 있을 수 있습니다.

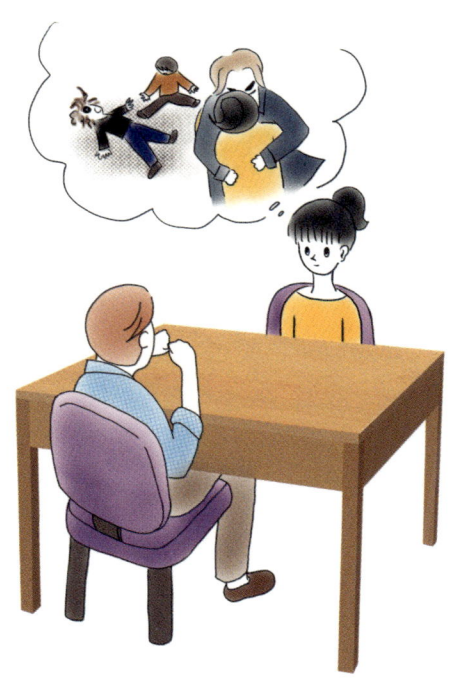

4. 체인지 워크

(3) 미래로의 여행

Q : 앞으로 5년(미래의 어느 날) 후 행복한 상황을 전제로 합니다.
A : 네.

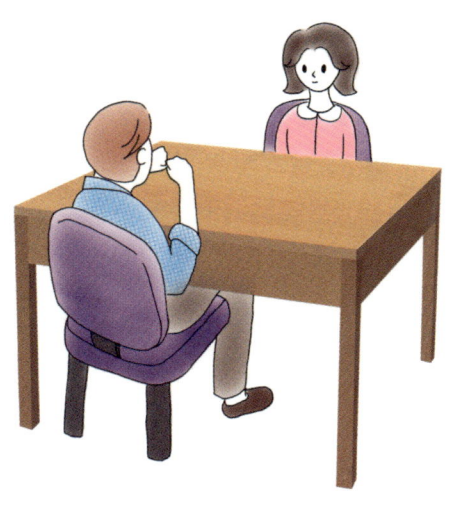

Q : 미래의 아침에 일어난 일을 떠올려 보세요.
A : (상상)

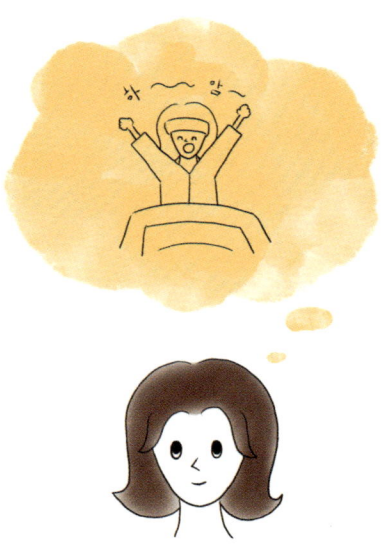

4. 체인지 워크

Q : 미래 아침의 일상을 떠올려 보세요.

A : (상상)

Q : 그 당시 라이프 스타일에 맞는 옷차림일 텐데, 어떤 옷차림인지 상상해 보세요.

A : (상상)

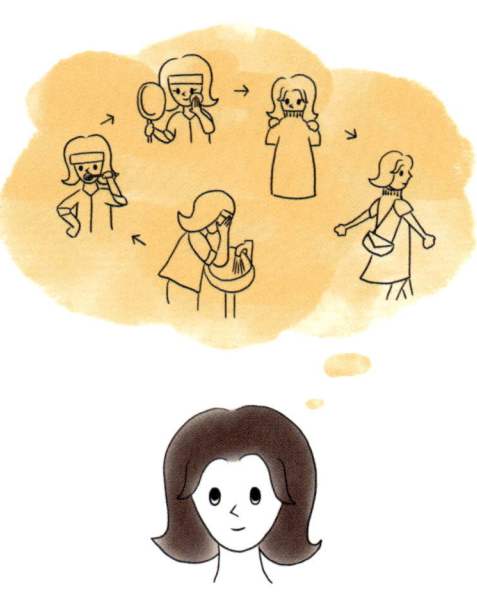

Q : 혼자인가요, 아니면 누군가와 같이 살고 있나요?
A : (상상)

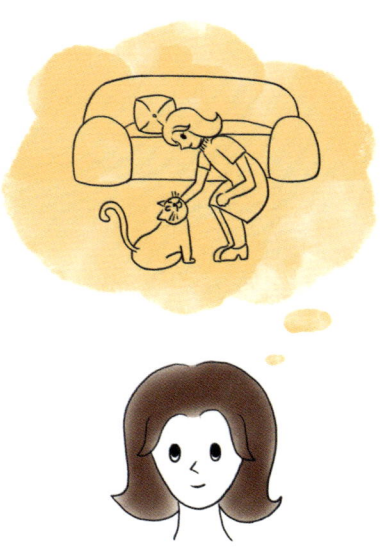

4. 체인지 워크

Q : 업무 장소가 가까운지, 먼지, 뭘 타고 가는 덴가요?
사무실인가요, 카페 같은 곳인가요?
A : (상상)

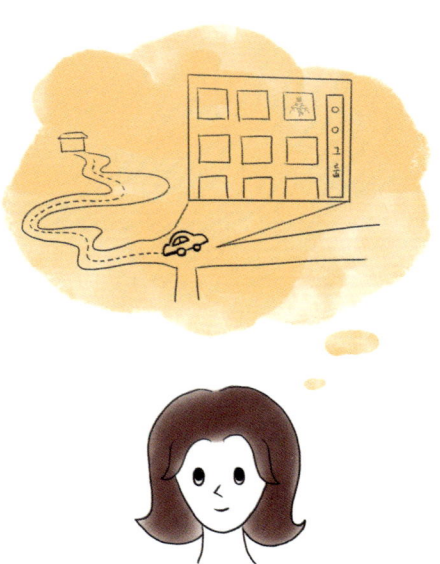

Q : 업무 장소가 친자연적인 곳인가요, 도시인가요?
A : (상상)

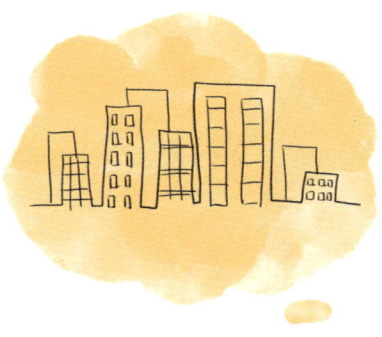
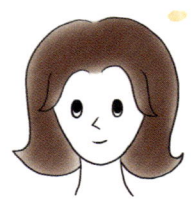

4. 체인지 워크

Q : 혼자 일하나요, 누군가와 같이 일하나요?
A : (상상)

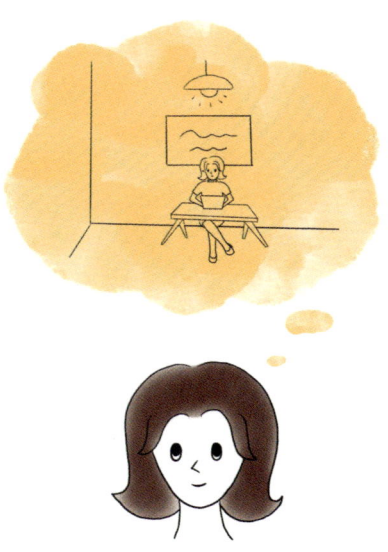

Q : 대략 어떤 종류의 일을 하고 있나요?
A : (상상)

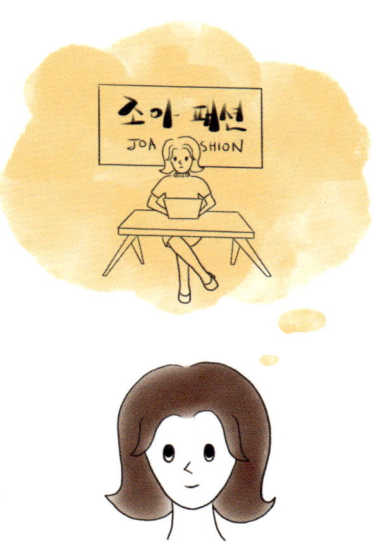

(4) 기적 질문

Q : 현재 하루일과를 마친 상태를 전제로 합니다.
A : 네.

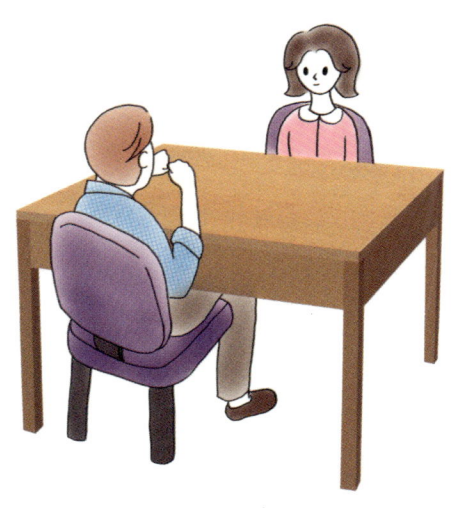

Q : 저녁의 일상을 상상해 보세요.

A : (상상)

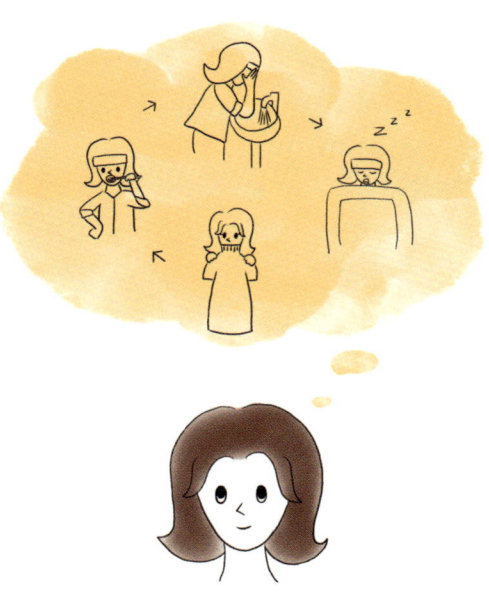

Q : 자는 동안 초월적인 존재가 와서 기적을 일으켜 모든 문제가 해결되는 상상을 해 보세요.
A : (상상)

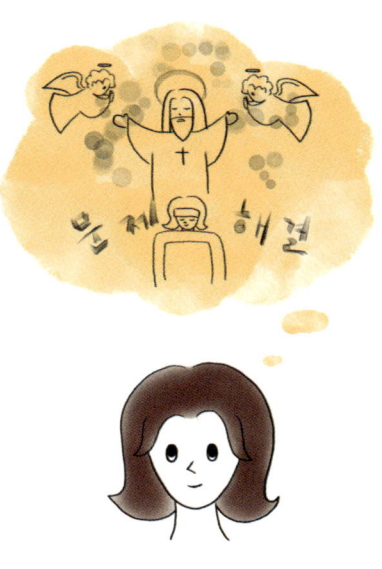

Q : 자는 동안에 일어난 일이라서 당신은 변화된 것을 모른채로 일어나게 됩니다. 일어나서 아침 일상을 하는 중 어느 시점에 뭔가 바뀌었다는 것을 알 것 같나요?

A : 아침에 일어났을 때 그날따라 특별히 상쾌하다고 느껴지면 뭔가 변했다고 생각될 것 같아요.

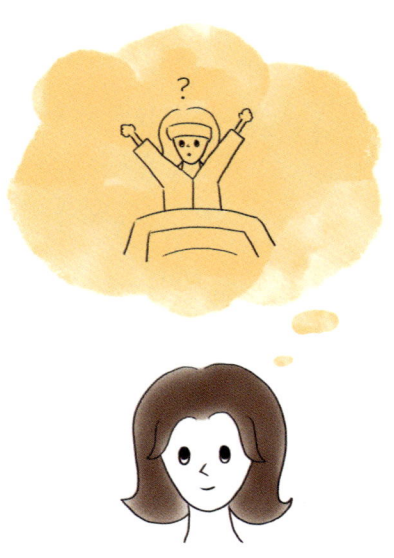

4. 체인지 워크

(5) 연결 리추얼 / 단절 리추얼

① 연결 리추얼: 좋은 결과와의 연결
[방법] 같은 시간에 같은 일을 우선적으로 한다.

⟨연결 리추얼 예제⟩

기독교인일 경우: 일요일 특정 시간에 교회 가는 것
➡ 신과의 연결

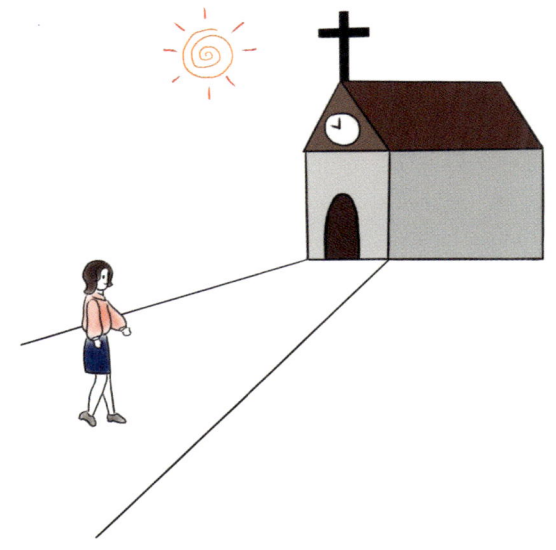

② 단절 리추얼: 연결되어 있는 것을 끊음

〈단절 리추얼 예제〉

밤 10시에 치킨을 먹고 잠 ➡ 아침에 부음

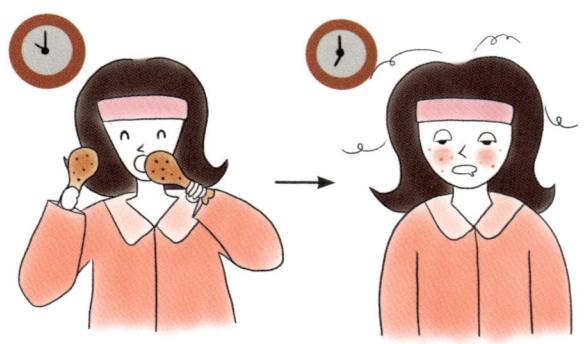

연결고리를 끊기 위해 치킨 사진을 눈에 띄는 곳에 놓고 매일 본다.

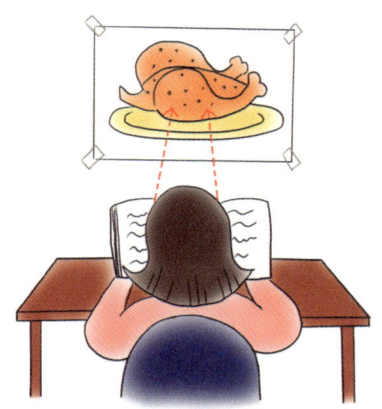

4. 체인지 워크

어느 날인가 밤 10시에 치킨 생각이 나지 않는다.

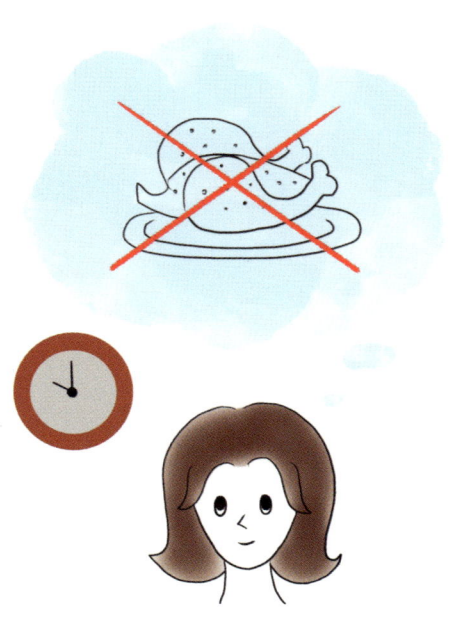

4. 체인지 워크

치킨 사진을 태운다.

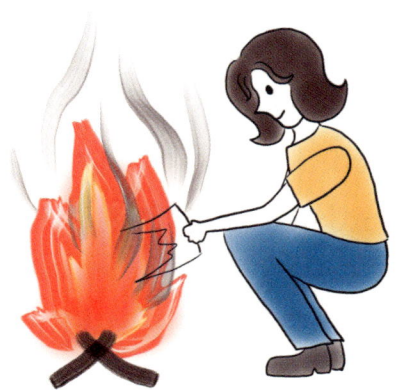

결어

 사람들의 마음은 신비롭기에 누군가가 타인의 내부 표상에 영향을 미치면 영향을 받은 사람은 영향을 준 사람에게 호감을 갖는다. 많은 경우 이것을 카리스마라고도 한다. 그렇기에 대화형 최면을 할 수 있게 된다는 것은 그만큼 카리스마가 넘치고 매력이 있는 사람이 되는 방법이다. 선한 의도로 사람들의 마음을 치유하면서 카리스마 넘치고 따스한 매력을 갖춘 그러한 멋진 분들이 많아지기를 바란다.

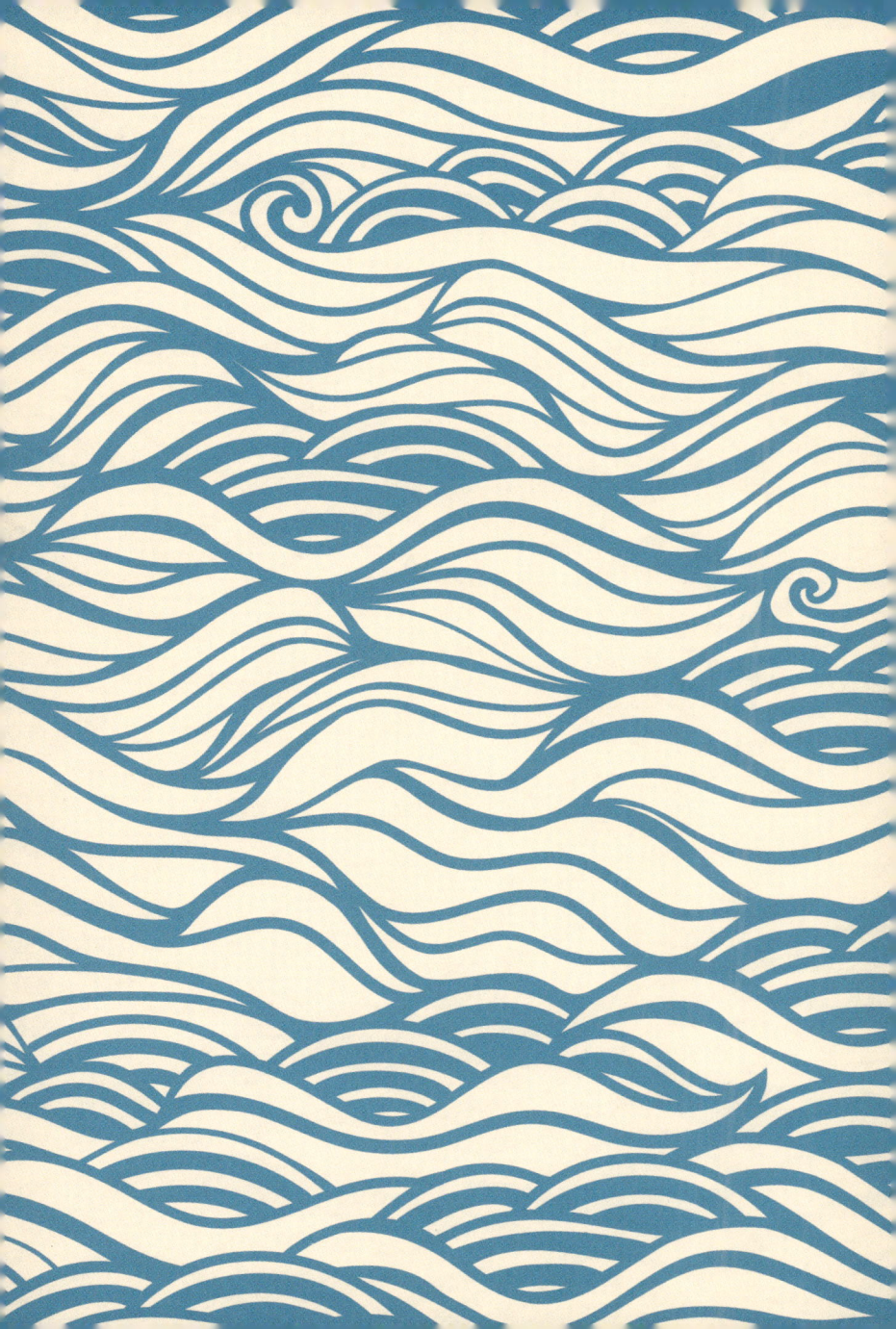

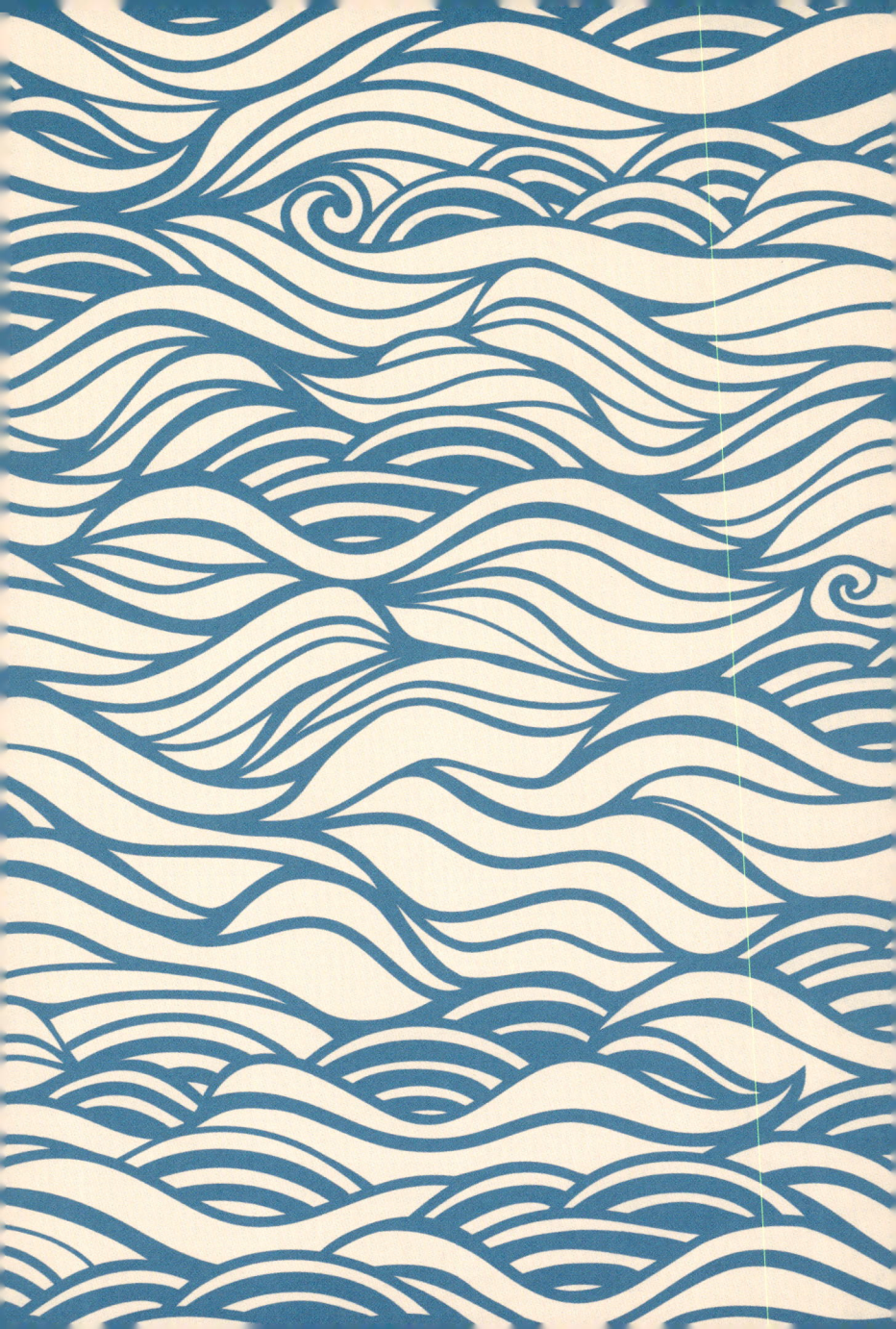

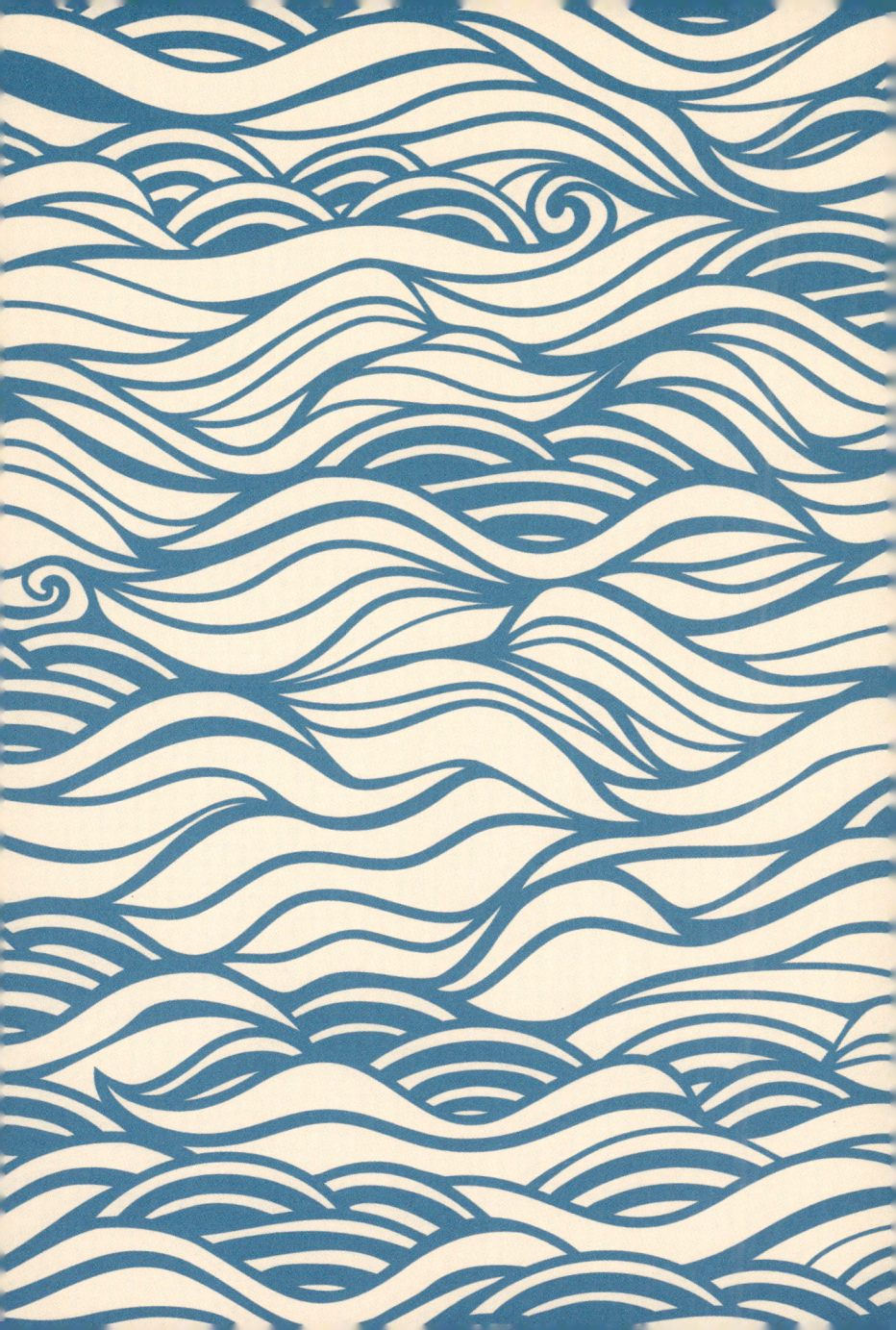

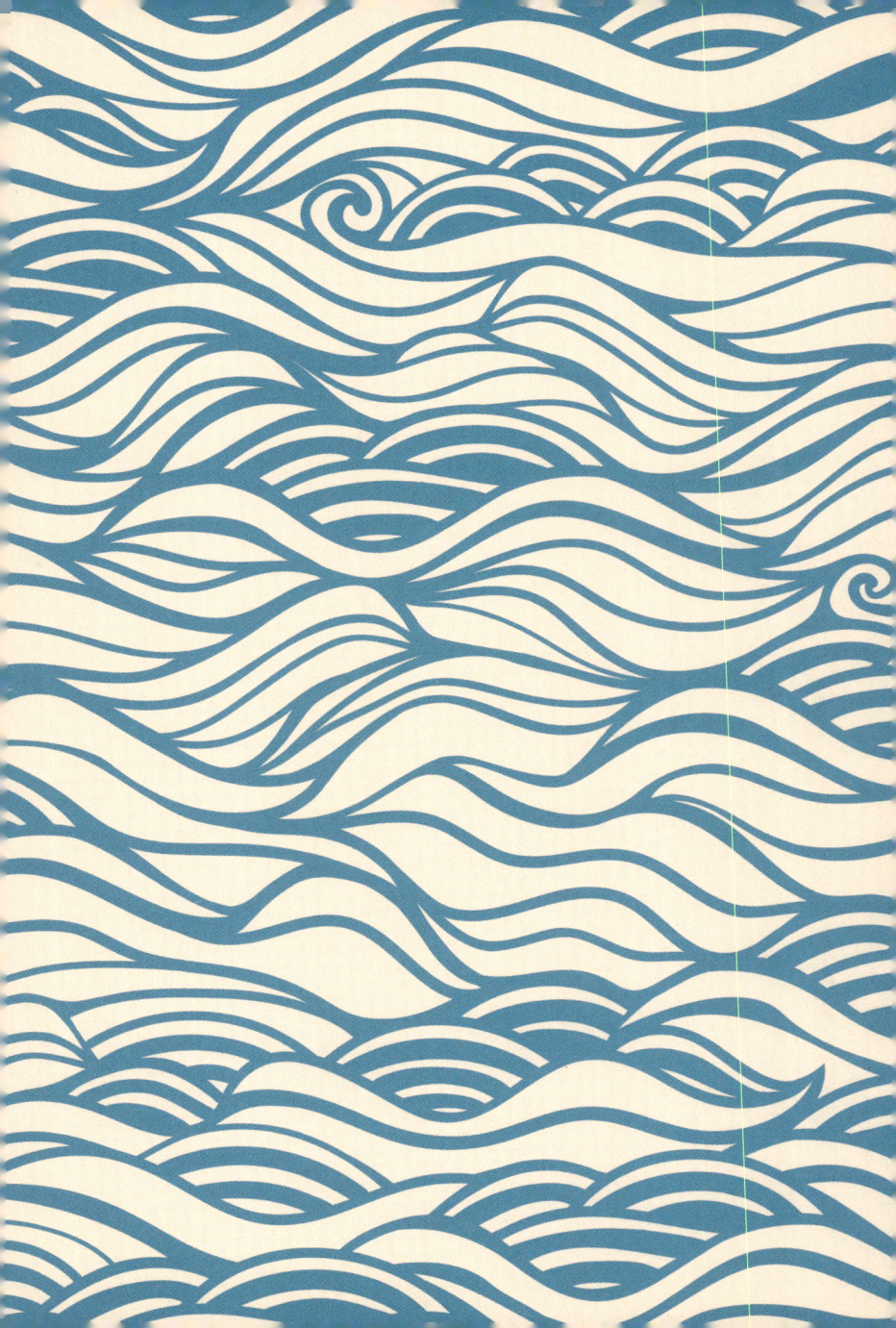